MARCO KLAUNER

Wickel und Auflagen

der hospiz verlag

INHALT

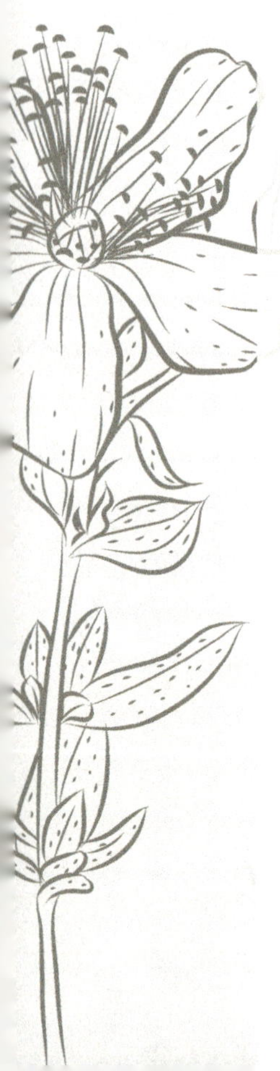

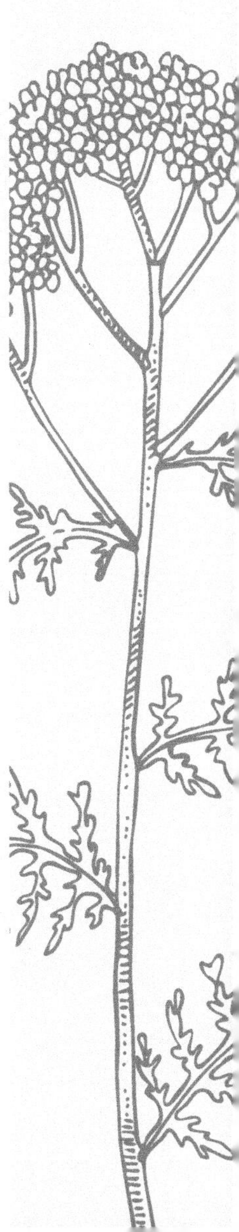

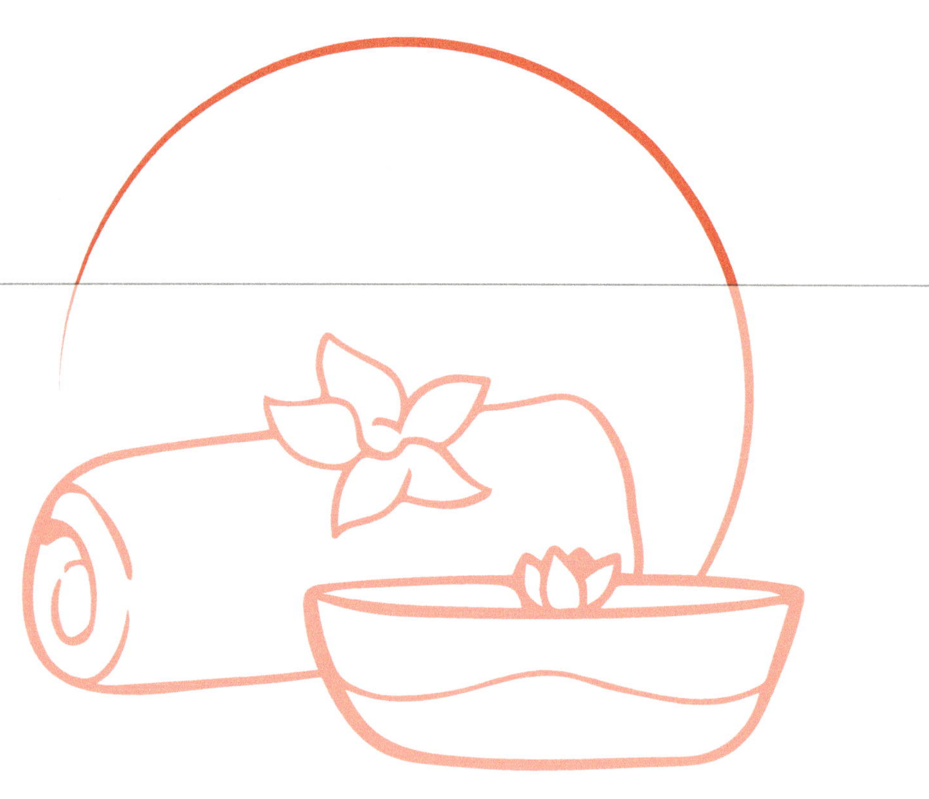

EINLEITUNG

Das vorliegende Buch entstand im Rahmen meiner inzwischen 15-jährigen Tätigkeit als Krankenpfleger auf einer Palliativstation. Es ist mir ein großes Bedürfnis, diese langjährigen Erfahrungen aus der Naturheilkunde in der Pflege an alle Interessierte weiterzugeben.

Der Inhalt dieses Buches setzt sich mit den verschiedensten Symptomen von Palliativ- und Hospiz-Patienten auseinander. Ein Schwerpunkt ist der Einsatz von naturheilkundlichen Begleitmaßnahmen in den verschiedenen Phasen ihrer Erkrankungen.

Es geht hierbei nicht mehr um Heilung, sondern um Linderung von Beschwerden und um mehr Lebensqualität.

Wie oft schon habe ich Patienten kennengelernt, die von ihren Ärzten als „austherapiert“ entlassen wurden.

Man muss sich einmal vorstellen, was in diesem Moment bei diesen Menschen für Prozesse ausgelöst werden. Da werden im übertragenen Sinne alle Türen zugeworfen. Austherapiert bedeutet so viel wie: da geht nichts mehr. - Aus und vorbei. So kommt es bei vielen Patienten an.

Ich aber bin der Meinung, dass man immer etwas tun kann, und sei es, die Linderung verschiedener Symptome, wie zum Beispiel Schmerzen. Und hier kann – begleitend zur Schulmedizin – eventuell ein Wickel oder eine Auflage angesagt sein. Es gibt immer irgendeine Tür, die man öffnen kann.

Immer wieder kommt die Schulmedizin sowohl pflegerisch als auch therapeutisch an ihre Grenzen.

Hier kann die Naturheilkunde mit ihrem breiten Spektrum vielfältiger ungenutzter Möglichkeiten beim Patienten unterstützend eingreifen, sodass der Patient Linderung seiner Symptome erfährt. In der Komplementärpflege habe ich die Möglichkeit – über die Schulmedizin hinaus – Ressourcen zu nutzen und diese dem Patienten anzubieten.

Hier bin ich der imaginäre Wanderer, der gerade jetzt im Leben des Patienten vorbeischaut. Ich zeige ihm meinen imaginären prall gefüllten Rucksack mit der großen Vielfalt der naturheilkundlichen Begleitmaßnahmen und biete ihm diese an. Der Patient entscheidet dann frei darüber, ob er eine oder mehrere dieser Möglichkeiten in Anspruch nehmen möchte.

MEIN MOTTO

Alles zu bezweifeln oder alles zu glauben,
das sind zwei gleichermaßen bequeme Lösungen,
denn beide entheben sie uns des Nachdenkens.

Henri Poincaré | „La science et l'hypothèse"
französischer Mathematiker und Physiker (1854–1912)

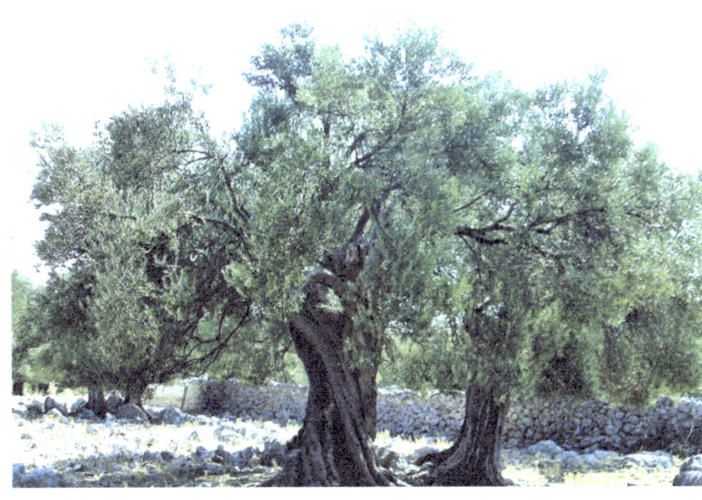

Auf der kroatischen Insel Pag stehen bei Lun und Tovarnele die ältesten Olivenbäume Europas, die ein Alter von weit über 1.500 Jahren haben sollen.

Meine Motivation

Seit 2007 arbeite ich im Krankenhaus auf einer Palliativstation mit anfangs zehn, später 15 Betten. Wir – das Team an Palliativpflegenden – betreuen fast ausschließlich Patienten mit Krebserkrankungen, die zum Teil von ihren Ärzten als austherapiert nach Hause entlassen, in eine andere Einrichtung oder zu uns verlegt werden.

Viele dieser Patienten, die auf unsere Palliativstation kommen, haben bereits mehrere schulmedizinische Behandlungen wie Chemotherapie, Bestrahlungen etc. hinter sich.

Unsere Palliativstation (früher im ev. Krankenhaus in Kloster Lehnin, jetzt im Universitätsklinikum Brandenburg an der Havel mit elf Betten) ist für seinen komplementärmedizinischen und pflegerischen Ansatz in der Palliativmedizin über die Landesgrenze hinaus bekannt. Hier werden unter anderem symptomorientierte Therapien, beginnend mit individueller Schmerztherapie bis hin zu begleitenden Anwendungen anerkannter naturheilkundlicher Verfahren, angeboten. Dazu gehören zum Beispiel Aromapflege, Wickel und Auflagen, aber auch Homöopathie, Anthroposophie, Biochemie nach Dr. Schüßler und einzelne Elemente aus der Traditionellen Chinesischen Medizin.

Damit versuchen wir den Patienten wieder Lebensqualität zu geben, den aktuellen Zustand zu erhalten oder zu verbessern. Durch die verschiedenen Maßnahmen fühlt der Patient sich mit seinen ganz spezifischen Ängsten, Wünschen, Bedürfnissen und Defiziten als Ganzes wahr genommen.

„Hier wird etwas für mich getan.“

Ich hole den Patienten dort ab, wo er sich gerade befindet, auf der körperlichen, sozialen, seelischen sowie spirituellen Ebene.

1989 schloss ich meine Krankenpflegeausbildung mit dem Examen in Berlin-Schöneberg ab. Danach folgte eine fünfjährige Beschäftigung als Krankenpfleger im Deutschen Herzzentrum Berlin, Fachgebiet Herz- und Lungentransplantation. Danach kamen Anstellungen in verschiedenen Krankenhäusern und zwei Zeitarbeitsfirmen, die mich in meiner Arbeit jedoch nicht erfüllten.

Ich fühlte mich zunehmend wie ein ferngesteuerter Mensch, der Patienten satt und sauber zu halten hat. Oft fragte ich mich, wo denn der Patient „Mensch" im Pflegealltag bleibt. Ich funktionierte nur noch.

Mein Interesse galt schon lange der Naturheilkunde. 1994 erwarb ich dann nach zweijähriger berufsbegleitender Ausbildung in Berlin meine Heilpraktiker-Erlaubnis. Das Interesse an der Pflanzenheilkunde war schon viel früher (1980) im Laufe meiner Ausbildung zum Drogisten geweckt worden.

Ab dem Jahr 2007 konnte ich dann durch den Wechsel auf die Palliativstation endlich anfangen, meine erworbenen naturheilkundlichen Kenntnisse dem Patienten zugutekommen zu lassen.

Auf der Palliativstation kann ich mir noch die Zeit für jeden einzelnen Patienten nehmen, die ich beziehungsweise der Patient braucht.

Auf unserer alten Station gab es eine Arbeitsgruppe „Aromapflege", der auch ich angehörte. Immer mehr wurden wir von den anderen Stationen – auch berufsübergreifend – nach unserem fachpflegerischen Wissen in der Komplementärpflege befragt. Zweimal jährlich führte ich hausintern Schulungen in der Komplementärpflege durch. Auch am neuen Standort gibt es nun wieder eine Arbeitsgruppe Aromapflege, an der ich beteiligt bin.

2008 bis 2009 erfolgte meine Weiterbildung zur Pflegefachkraft für Naturheilkunde und Traditionelle Chinesische Medizin. Seitdem können wieder viele Patienten, Kollegen und Kolleginnen und andere

Berufsgruppen von dem neu erworbenen Wissen Gebrauch machen und profitieren. Da wir auch mit homöopathischen Mitteln begleitend arbeiten, erfolgte 2015 bis 2016 mein Fernstudium in Homöopathie. Wunderbare Weiterbildungen wie Palliative Care und Pain-Nurse rundeten meinen bisherigen Weg ab.

Durch dieses breit gefächerte Wissen ist mein imaginärer Rucksack mittlerweile ordentlich gefüllt.

Ich fühle mich immer wieder bestätigt, wenn die Patienten z. B. sagen:

> *„Nach der Fußreflexzonenmassage von gestern Abend konnte ich nach langer Zeit wieder gut durchschlafen, vor allen Dingen konnte ich nach Jahren wieder weinen, ich habe mich danach so gelöst gefühlt."*
>
> *„Nach Ihrer rhythmischen Lavendelöl-Einreibung konnte ich besser durchatmen."*
>
> *„Die Quark-Auflage hat mir echt geholfen, ich konnte das erste Mal nach langer Zeit wieder etwas essen und trinken."*
> *„Der Druck im Bauch hat nach dem heißen Kümmel-Leibwickel etwas nachgelassen."*
>
> *„Nach dem Meersalzwickel hat die Spannung in den Beinen nachgelassen."*

Und so könnte ich noch etliche Beispiele anführen.

Dieses Buch soll dazu beitragen, einen Teil der Komplementärpflege, in diesem Fall „Wickel und Auflagen", einem breiteren Publikum zu präsentieren. Es soll ein Nachschlagewerk sein. Es soll die Pflegefachkräfte dazu animieren, die angenehmen Wirkungen eines Wickels oder einer temperierten Auflage auszuprobieren. Ich werde einige Fallbeispiele zu bestimmten Wickeln und Auflagen und deren Wirkungen darstellen.

Durch die Anwendung von Wickeln und Auflagen lernen viele Patienten ihren Körper neu spüren. Schon alleine die Zuwendung, Nähe und Berührung, die beim Patienten durch das Anlegen eines Wickels erfolgt, bewirkt bei diesem Patienten ein Gefühl von Geborgenheit und Vertrauen. Der Patient fühlt sich wahr genommen, ein Wohlgefühl stellt sich ein: „Umhüllt sein". Den Schutzmantel ausbreiten und umhüllen. Zur Linderung bestimmter Symptome, wie zum Beispiel Schmerzen, kann ein Wickel oder eine Auflage eine hervorragende Unterstützung für den Patienten sein.

Auch das Thema „Berührung" ist für das zwischenmenschliche Zusammenleben von elementarer Bedeutung. Jedoch haben sich in unserer heutigen Gesellschaft (vermehrt Single-Haushalte) soziale und körperliche Kontakte auf ein Minimum reduziert. Berührungen sind in die Tabuzone verdrängt worden und werden teilweise übersexualisiert. Wie oft habe ich den Satz von Patienten – zum Beispiel – nach einer Fußreflexzonenmassage gehört:

„So hat mich schon lange kein Mensch mehr berührt, das tat so gut!"

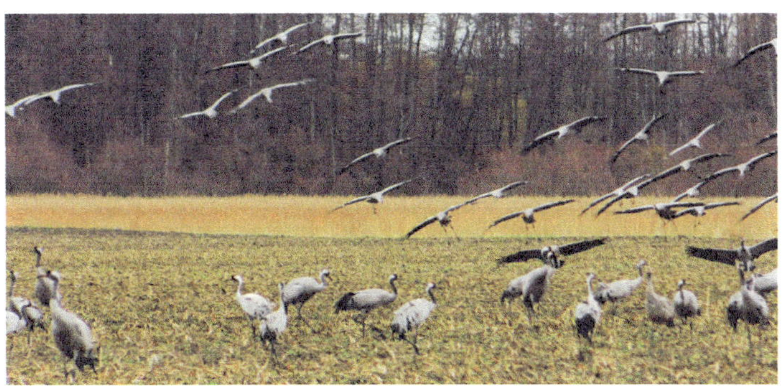

Kraniche bei ihrer Rast in Jeserig (Brandenburg). Der Kranich steht symbolisch für Glück, langes Leben, Wachsamkeit, aber auch als Himmelsbote und Sonnenvogel.

Historie

Seit Jahrzehnten ist in der modernen Medizin die Anwendung von „Wickeln und Auflagen“ fast in die Vergessenheit geraten. Die moderne Medizin hat nicht nur viel Positives hervorgebracht, nein, es gibt auch hier Schattenseiten. So hat eine ungehemmte Verabreichung von Antibiotika in der Vergangenheit auch viele Resistenzen hervorgebracht, die uns heute Probleme bereiten. Inzwischen besinnt man sich wieder auf die natürlichen Behandlungsmethoden, die auch immer mehr begleitend zur Anwendung kommen. Und immer mehr Interessierte in der professionellen Pflege stehen den natürlichen Behandlungsmethoden offen gegenüber, sodass wir wahrlich gerade eine Renaissance in diesem Bereich erleben.

Bis Anfang der 70er Jahre des 20. Jahrhunderts waren Wickelanwendungen ein normaler Bestandteil in der Pflege, dann verschwanden sie fast vollständig, außer in der anthroposophischen Medizin und Pflege. Seit Ende der 80er Jahre des 20. Jahrhunderts begann die langsame Wiederentdeckung unter der Bezeichnung ‚alternative Pflegemethoden‘[1].

Erste Hinweise über die Anwendung von Wickeln und Auflagen gibt es ca. 4.500 vor unserer Zeitrechnung. Es wurden Schwitzbäder in Erdlöchern, Höhlen oder Zelten vorgenommen. Schwitzhütten und Dampfbäder sind ein Erbe der Kultur der altsteinzeitlichen Jäger und Sammler der nördlichen Hemisphäre. Die nordamerikanischen Indianer haben lediglich eine der ursprünglichen Formen beibehalten.[2]

1 Wickel und Auflagen; Baumgärtner, Ute, Merk und Brigitte; 4. Auflage, 2014; Georg Thieme Verlag KG

2 Borreliose natürlich heilen; Storl, Wolf-Dieter; 7 Auflage, 2010; AT Verlag; Seite 161

Schon die alten Höhlenbewohner kannten die Wirkung von kaltem Wasser. Sie beobachteten das Verhalten von Tieren, die bei Verletzungen den entsprechenden Körperteil in einen Bach oder Fluss hielten. Somit war bereits ihnen die schmerzlindernde Wirkung von kaltem Wasser bekannt. [3]

Ca. 1.500 vor Christus wurde in Ägypten der heiße Nilschlamm zu Packungen verwendet. Hippokrates 500 bis 400 vor Christus, beschrieb die Wärme und Wasserwirkungen in Form von heißem Dampf, heißen Umschlägen und Kataplasmen (Breiumschlägen).

In der altrömischen Medizin, 1.000 vor unserer Zeitrechnung bis ca. 3. Jahrhundert, kannte man als Allheilmittel den Kohl. Der Kohl war bei den Römern der Arzt der Armen. Mit den Blättern des Weiß- oder Wirsingkohl kann man bis heute hervorragende Dienste am Menschen vollbringen.

Die ersten Badehäuser und Thermen entstanden ca. 200 vor unserer Zeitrechnung. Ab dem 8. Jahrhundert entstehen in der abendländlichen Klostermedizin zunächst ausschließlich Baderäume für Geistliche.

Paracelsus arbeitete (*1493 – †1541) unter anderem mit Bädern und Heilpflanzen.

Im 18. Jahrhundert beginnt die moderne Wassertherapie. Johann Siegmund Hahn (Vater) und Johann Siegmund Hahn (Sohn, *1696 – †1773), auch die „Wasserhähne" genannt sind die eigentlichen Begründer der Wassertherapie. Sie empfahlen unter anderem feuchte Umschläge bei reduziertem Kräftezustand.

Vinzenz Prießnitz (*1799 – †1851) war ursprünglich Bauer und begründete seine Verfahren (Prießnitz-Wickel) auf seine eigenen Beobachtungen und Erfahrungen:

3 Wohltuende Wickel; Thüler, Maya; 7. Auflage, 1995; Worb, Thüler

Er selber erlitt während landwirtschaftlicher Arbeit mit 16 Jahren einen Arbeitsunfall, bei dem er von einem Pferdewagen überrollt wurde. Dadurch erlitt er schwere Verletzungen an Leber, Lungen und brach sich mehrere Rippen. Er konnte sich an ein Reh erinnern, welches seinen verletzten Hinterlauf täglich in kaltem Quellwasser gebadet hatte und wieder gesund wurde. Deswegen ließ sich Prießnitz von seiner Schwester täglich kalte Brustwickel anlegen und genas.[4]

Prießnitz beschrieb bereits 56 verschiedene Anwendungsformen des kalten Wassers, davon 18 Wickelanwendungen.

Bis heute werden Kaltwasser-Wickel wie der klassische Halswickel noch immer als „Prießnitz-Wickel“ bezeichnet.[5]

Sebastian Anton Kneipp (*1821 – †1897, bayerischer Priester und Hydrotherapeut) begründete im 19. Jahrhundert die fünf Säulen der Kneipp-Therapie:

- Hydrotherapie (Wasserheilkunde)
- Ernährungstherapie
- Phytotherapie (Pflanzenheilkunde)
- Bewegungstherapie
- Ordnungstherapie

Er war es, der die Wassertherapie sehr genau auf Alter, Krankheit und Konstitution des Patienten abstimmte. Er wendete Güsse, Bäder, Wickel und Packungen an und verband die Erfahrungen der Kräuterheilkunde mit der Anwendung von Wickeln und Kompressen.[6]

---

4 Wickel, Auflagen und Kompressen; Kerckhoff, Annette und Schimpf, Dorothee; 1. Auflage, 2012; NATUR UND MEDIZIN KVC Verlag, Seite 13

5 Wickel und, Auflagen; Sonn, Annegret und andere; 4. Auflage, 2014; Georg Thieme Verlag

6 Wohltuende Wickel; Thüler, Maya; 7. Auflage, 1995; Worb, Thüler; Seite 13

Das ist der Beginn der ersten wissenschaftlichen Aufarbeitung der Hydrotherapie. Wickelanwendungen sind ein Teil der Hydrotherapie, seine Methoden wurden mehr oder weniger von der Schulmedizin anerkannt.

Sebastian Kneipp erkrankte selber 1849 vermutlich an einer Lungentuberkulose und entdeckte zufällig das Buch „Unterricht von der Heilkraft des frischen Wassers" von Johann Siegmund Hahn. Daraufhin badete Kneipp im Dezember 1849 zwei bis dreimal wöchentlich für wenige Sekunden in der eine Dreiviertelstunde weit entfernten und nur 10 bis 15 Grad Celsius kalten Donau bei Dillingen und wurde wieder gesund.[7]

Anfang des 20. Jahrhunderts sind mit Rudolf Steiner, dem Begründer der anthroposophischen Medizin, die heilsamen Kräfte von Wärme- und Kälteanwendungen mit natürlichen Zusätzen bekannt geworden. Außer anthroposophischen Arzneimitteln sind es vor allem äußere Anwendungen, die von anthroposophisch Pflegenden eingesetzt werden: Wickel und Auflagen, Einreibungen oder therapeutische Waschungen zum Beispiel.[8]

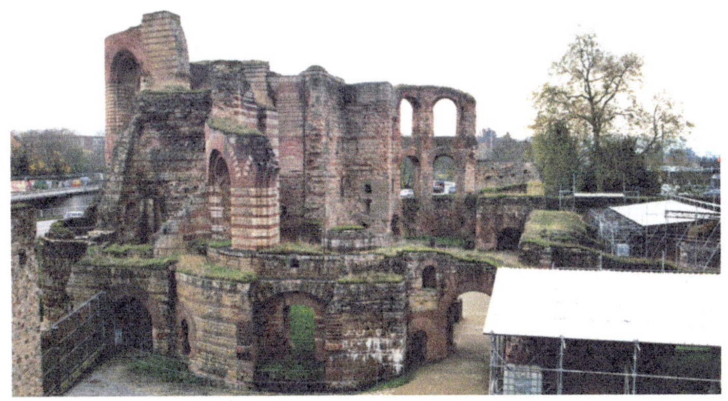

Die Kaiserthermen in Trier sind ein klassisches Beispiel für die fortschrittliche Badekultur der Römer.

7 Sebastian Kneipp, 1821–1897 Bildnis eines dienenden Lebens; Schomburg, Eberhard; 1963; Sanitas Verlag KG; Seite 29
8 Wala Pflege Kompendium; WALA Heilmittel; Oktober 2018; WALA Heilmittel, Seite 18

Glücklich
der Mensch, der
es versteht und
sich bemüht,
das Notwendige,
Nützliche und
Heilsame mehr
und mehr sich
anzueignen.

Sebastian Kneipp

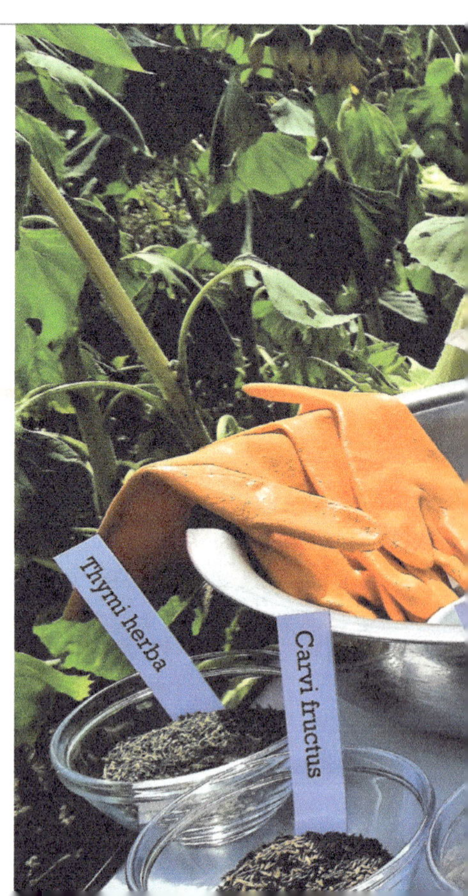

GRUNDLAGEN

KAPITEL EINS

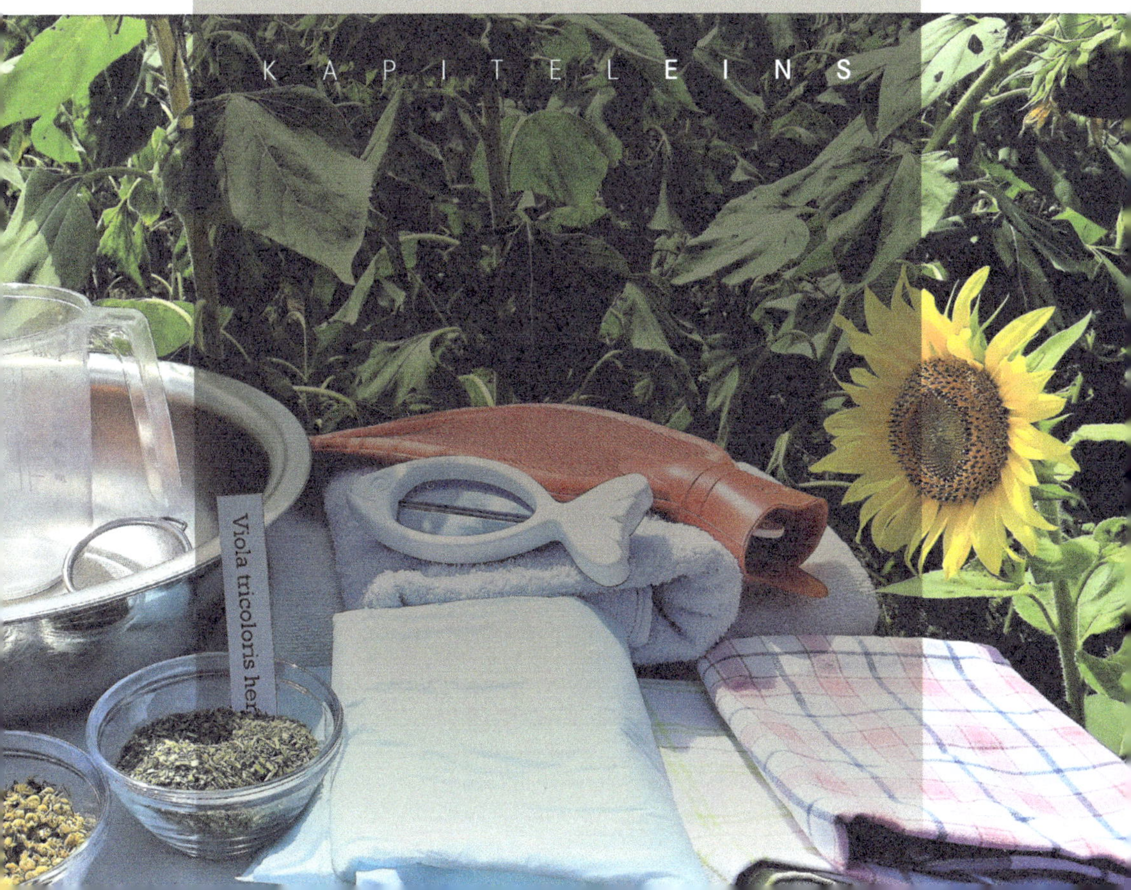

Was sind komplementäre Pflegemethoden?

Definition: Das Wort „komplementär“ kommt aus dem Lateinischen (lat. „complementare“) und bedeutet soviel wie „ergänzen“ oder „komplettieren“. Ergänzen bezieht sich hier auf die wissenschaftlich orientierte Medizin und Pflege.

komplementär
lat. „complementare“ = ergänzen, komplettieren

Daher verwende ich nicht den Begriff „alternative Pflege“, denn dies würde ja ein „Entweder – Oder“ bedeuten. Und genau das soll und darf es nicht sein. Die Komplementärpflege versteht sich als Ergänzung zur Schulmedizin.

Unter komplementären Pflegemethoden versteht man den Einsatz begleitender, unterstützender Maßnahmen aus der Naturheilkunde, wie z. B. Wickel und Auflagen, Aromapflege, den Einsatz von Heilkräutern, z. B. in Form von Tees oder Waschungen, speziellen Einreibungen oder Streichungen.

Ziel ist, die Lebensqualität des Patienten so gut wie möglich zu erhalten oder zu fördern. Durch Ergänzung und Unterstützung der Schulmedizin bei Patienten mit chronischen Erkrankungen, wie z. B. bei schwer einstellbaren Schmerzen, wird der Patient aktiv in den Prozess miteinbezogen.

Es kommen Anwendungen aus der Naturheilkunde zum Einsatz, die sich schon seit Jahrzehnten, ja sogar Jahrhunderten erfolgreich bei den verschiedensten Beschwerden bewährt haben.

Diese Methoden eröffnen uns neue Wege, um mit dem Patienten zu kommunizieren, speziell in der Palliativ-/Hospizpflege. Sie ermöglichen uns eine besondere Art der Patientenzuwendung.

Es sind Streicheleinheiten für Körper, Geist und Seele.

Sie bieten uns die Möglichkeiten individueller Begegnungen durch Zuwendung, Berührung, Wärme und Kommunikation.

Dadurch werden in der herkömmlichen Pflege ungenutzte Ressourcen aktiviert, demzufolge wird diese Form der ganzheitlichen Pflege professioneller.

Komplementärpflege
(begleitend/unterstützend in der Palliativ- und Hospizpflege)

- Aromapflege
- Fußreflexzonenmassage
- Rhythmische Einreibungen
- Hand-/Fußeinreibungen
- WICKEL/AUFLAGEN
- Meridianmassagen
- Homöopathie
- Biochemie nach Dr. Schüssler
- Anthroposophie

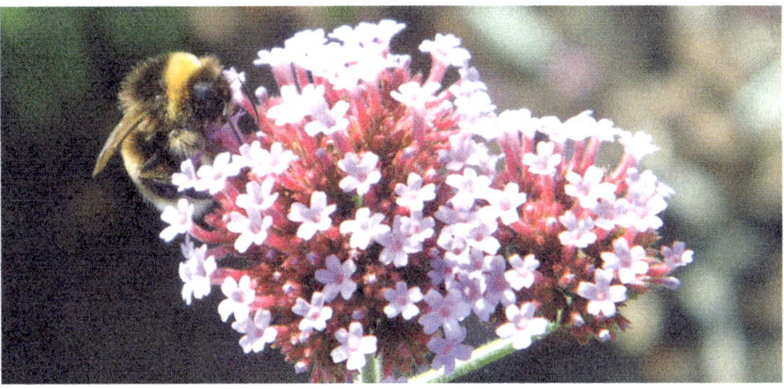

Eine Biene auf der Blüte eines argentinischen Eisenkrautes (Verbena bonariensis) auf der BUGA Havelregion 2015 in Brandenburg an der Havel

Was sind Wickel und Auflagen?

WICKEL

Wickel sind hydrotherapeutische Maßnahmen mit unterschiedlich temperierten, entweder heißen oder kalten, nassfeuchten Tüchern, die mit einem Zwischentuch und einem Außentuch umwickelt werden; eventuell auch mit Zusatz von Kräutern (z. B. mit Schafgarbenkraut).

Je nach betroffenem Körperteil werden Brust-, Arm-, Fuß-, Teil- oder Ganzwickel unterschieden.

Unter einem Wickel versteht man das zirkuläre Anlegen eines oder mehrerer Tücher um den ganzen Körper (Ganzkörperwickel) oder einem Körperteil (Teilwickel).

AUFLAGEN (AUCH UMSCHLÄGE ODER KOMPRESSEN GENANNT)

Hier ist das Innentuch oder die Kompresse auf eine bestimmte Körperstelle begrenzt (Bauch, Rücken oder Brust), zum Beispiel Salbenauflage mit Aurum-Lavendel.

Die Wirkung von Wickeln und Auflagen kann durch Zusätze von Heilpflanzen, z. B. in Form von Tees, ätherischen Ölen oder Lebensmitteln wie Quark, Kohl oder Zwiebeln verstärkt werden.

Sonderformen der Auflage sind:

- das Kataplasma
- das Peloid

Ein Kataplasma (gr. etwas Aufgestrichenes, ein Pflaster) ist ein Brei- oder Pasten-Umschlag auf pflanzlicher Basis, mit Pflanzenpulver oder –samen (zum Beispiel Leinsamen oder Bockshornkleesamen)

Ein Peloid (gr. Schlamm) ist eine Substanz mineralischen oder pflanzlichen Ursprungs, die in feinkörnigem Zustand und mit Wasser gemischt zu Bädern und Packungen verwandt wird. Bekannt sind hier beispielsweise Torf, Lehm, Heilerde und Fango.

Verwendet werden Tücher oder Auflagen aus Baumwolle, Leinen oder Wolle.[9]

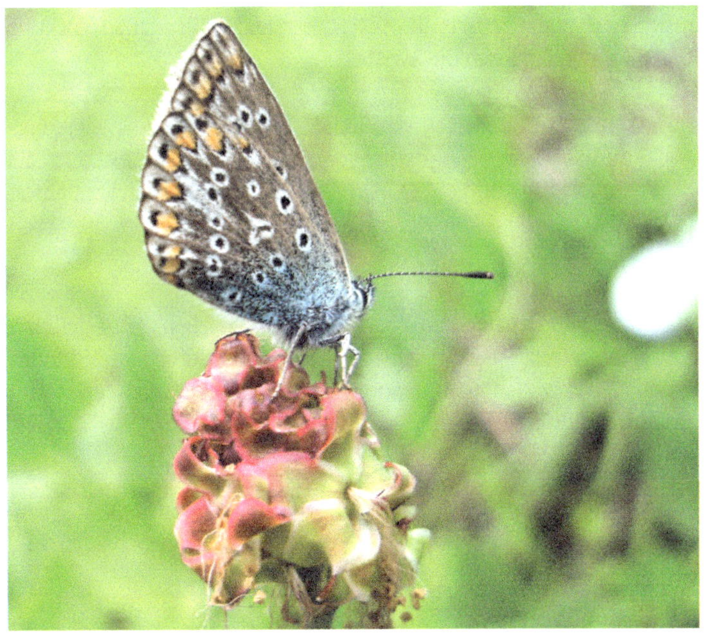

Der Kleine Esparsetten-Bläuling (Polyommatus thersites) auf einer Blüte des kleinen Wiesenkopf [auch Pimpinelle oder Pimpernell] (Sanguisorba minor)

9 Pschyrembel Wörterbuch Naturheilkunde und Alternative Heilverfahren in der Medizin; Hildebrandt, Helmut; 1996; Walter de Gruyter

Die verschiedenen Wirkweisen

ALLGEMEINE WIRKUNGEN VON WICKELN UND AUFLAGEN

Durch die thermischen Reize von Kälte und Wärme wird die Durchblutung der Haut beeinflusst, der Stoffwechsel wird entweder angeregt oder verlangsamt, der Muskeltonus wird herauf- oder herabgesetzt. Dies kann dann zur Verminderung des Muskeltonus bei Krämpfen und Verspannungen sowie zur Schmerzlinderung beitragen.

Die Selbstheilungskräfte werden durch die Unterstützung natürlicher Reaktionen angeregt (z. B. die sekretlösende, verflüssigende Wirkung in den Bronchien durch die Zwiebel).

Durch die Auflagefläche sowie deren Lokalisation beeinflussen wir die Reizwirkung.

Viele Wickel wirken ausleitend, indem sie die Ausscheidungsfunktion der Haut anregen. Die Wärmewirkung regt die Schweißproduktion an. Dies wiederum führt zu vermehrter Ausscheidung von Kochsalz, Wasser und Stoffwechselabbauprodukten wie Harnstoff und Harnsäure.

Durch spezielle Zusätze und Wirkung von ätherischen Ölen, Heilkräutern, Lehm etc. werden verschiedene Sinne angesprochen und unterschiedliche Assoziationen hervorgerufen. Insgesamt wird der Verlauf dadurch positiv unterstützt.

Die Zuwendung, Nähe und Berührung, mit der das Anlegen eines Wickels zwangsläufig verbunden sind, vermitteln dem Erkrankten ein Gefühl von Geborgenheit und Vertrauen. Der Patient fühlt sich wahrgenommen. Der Patient kommt zur Ruhe, ein Wohlgefühl stellt sich ein: „umhüllt sein“.

Wickel und Auflagen können auch vorbeugend eingesetzt werden und zur Stärkung anfälliger Organe und deren Funktion beitragen. Sie fördern die Entspannung und steigern dadurch nicht nur das Wohlbefinden, sondern dienen auch dem Erhalt und ggf. der Steigerung der Lebensqualität.

Ein Wickel wirkt nicht nur lokal, sondern immer ganzheitlich auf den gesamten Körper (Körper, Geist und Seele).

SPEZIELLE WIRKUNGEN VON WICKELN UND AUFLAGEN

Warum helfen Wickel eigentlich?

- „Haut-Eingeweide", eine nervale Verbindung der Haut mit den darunter liegenden Organen. (siehe: Head'sche Zonen).
- Weil es unter anderem den kutiviszeralen Reflex gibt. Durch diese Verbindung kann es auf der Haut zur Projektion von Schmerzen aus inneren Organen kommen (z. B. Gallenkolik).
- Ebenso kann auf diese Weise eine Wirkung auf innere Organe durch die Behandlung auf der Haut erfolgen.

Head'sche Zonen oder Dermatome

Henry Head (*1861 – †1940, Londoner Neurologe) definiert die Zonen so:

- Es sind Zonen in der Haut, die bei Erkrankungen innerer Organe schmerzhaft und überempfindlich reagieren.
- Diese Zonen können sowohl zur Diagnostik als auch zur Therapie benutzt werden.

Warum helfen Wickel eigentlich? Weil es (unter anderem) den kutiviszeralen Reflex gibt.

Über seine Wirkung schreibt er:

- Die Wirkung eines Wickels erfolgt über nervös-reflektorische Bahnen, „das periphere Nervensystem", über afferente und efferente Bahnen.

Jedes innere Organ und das zugehörige Hautareal sind mit einem Nervengeflecht über das Rückenmark verbunden. Insgesamt entspringen dem Rückenmark meist 31 Rückenmarksnervenpaare. Diese treten links und rechts als sogenannte Wurzeln aus dem Rückenmark, vereinigen sich zu den eigentlichen Rückenmarksnerven (sensorisch und motorisch) und verlassen den Wirbelkanal durch die Zwischenwirbellöcher.

Unmittelbar nach dem Austritt aus dem Zwischenwirbelloch teilt sich jeder Nerv in mehrere Äste. Jeweils ein kleiner Seitenast tritt in Verbindung mit dem vegetativen Nervensystem.[10]

Sobald nun ein Reiz die Haut erreicht, leitet sie diesen Reiz über das Rückenmark zum dazugehörigen Organ. So kommt es zum Beispiel zu einer Durchblutungssteigerung innerer Organe während eines heißen Wickels.

REIZ UND REGULATION

Kaltes oder warmes Wasser stellt einen Reiz für den Organismus dar. Ziel dieses thermischen Reizes ist es, die körpereigenen Regulationskräfte anzuregen.

Wovon ist die Wirkung eines Reizes abhängig?

Die Wirkung ist von der jeweiligen Empfänglichkeit, dem Ansprechen und der Regulationsfähigkeit des Menschen abhängig. Menschen mit guter körperlicher und seelischer Verfassung vertragen stärkere Reize eher besser als kranke oder geschwächte Menschen. Bei kranken und geschwächten Menschen tritt eher ein gegenteiliger Effekt ein, der Organismus wird zusätzlich geschwächt, sodass er nicht mehr die Kraft hat, Reize adäquat zu verarbeiten.

---

10 Arbeitsbuch Anatomie und Physiologie; Jecklin, Erica; 7. Auflage, 1992; Gustav Fischer Verlag

Wovon hängt die Reizwirkung eines Wickels oder einer Auflage ab?

Die Wirkung des Reizes ist von der Temperatur (kalt, warm, heiß), der Einwirkdauer, der Größe der Hautoberfläche, der Art der verwandten Zusätze, von der Konstitution, der Empfindlichkeit sowie Empfänglichkeit, aber auch vom Alter des Menschen abhängig. Bei älteren Menschen mit ihren meist chronischen Erkrankungen ist die Verträglichkeit von intensiver Hitze oder Kälte, aber auch von bestimmten Zusätzen oft verändert. Hingegen reagieren Säuglinge und Kleinkinder rascher und intensiver auf Temperaturreize. Sie haben eine empfindlichere Haut, die Fettschicht ist geringer. Dadurch ist die Aufnahme aller Substanzen über die Haut erhöht.

PHYSIOLOGISCHE WIRKUNG VON WÄRME UND KÄLTE:

Physiologische Wirkung von Kälte:

- Gefäßreaktion/Schmerzreduktion
- Einfluss auf den Hormonhaushalt durch Erhöhung von Noradrenalin und Histamin
- Bei intensiver Kälteeinwirkung sind das Austreten von Blutflüssigkeit ins Gewebe sowie die Anregung der Nierentätigkeit möglich.

Gefäßreaktion bei Kälte und deren Gefahr:

Plötzliche, kurz andauernde Kälte:
Sie lösen die gleiche Reaktion wie eine kurzdauernde Wärmeeinwirkung aus. Es kommt zunächst zur Verengung der Gefäße mit Kälteempfindung, dann sekundär zur Gefäßerweiterung mit Durchblutungssteigerung in dem betroffenen Gebiet mit einem gewissen Wärmegefühl.

ACHTUNG

Bei Gefäßerkrankungen bleiben diese verengt, die Gefahr von Nekrosen droht.

Länger anhaltende Kälteanwendung:
Die Gefäße ziehen sich zusammen und bleiben für die Zeit der Anwendung verengt. Die Haut verfärbt sich bläulich.

ACHTUNG

Bei zu langer intensiver Anwendung entsteht eine wächserne Blässe, die Anwendung ist dann sofort abzubrechen.

Physiologische Wirkung von Wärme:

- Schweißbildung/Temperaturregulierung
- Erhöhung des Blutzuckers
- Erhöhung der weißen Blutkörperchen
- Beeinflussung des Hormonhaushaltes (Acetylcholin und Adenylsäure werden erhöht und/oder gebildet)
- Wirkung Gefäßreaktion
- Beeinflussung des Herz-Kreislauf-Systems, der Atmung, Darm und Nierentätigkeit sowie der Nerven und Muskulatur
- Wirkung auf das Immunsystem durch die Zunahme bestimmter Eiweiße

Gefäßreaktion bei Wärme und deren Gefahr:

Plötzlich einwirkende intensive Wärme:
Kurzdauerndes Zusammenziehen der Gefäße, verbunden mit evtl. flüchtigem Frösteln (gesunde Gefäße), rasch gefolgt von einer sekundären Gefäßerweiterung (Kapillaren, Venen, Arterien), die somit zu einer reaktiven Hyperämie (Mehrdurchblutung) führt. Äußerlich ist die reaktive Hyperämie an einer frischen, hellen Rötung der Haut zu erkennen.

MERKE

Der Gefäßtonus (Spannung) bleibt trotz Dilatation (Erweiterung) erhalten!

ACHTUNG

Bei Gefäßerkrankungen bleiben die Gefäße im Stadium der Gefäßverengung stecken, Gefahr der Nekrose!

Allmähliche Wärmeeinwirkung:
Die primäre Gefäßreaktion bleibt aus, es kommt zu einer direkten Gefäßerweiterung. Bei längerer Einwirkung kommt es zur Gefäßerschlaffung, starken Durchblutung und zur Volumenzunahme im entsprechenden Körpergebiet. Wirkt die Wärme längere Zeit auf die Gefäße ein, so lässt der Gefäßtonus nach.

MERKE

Dies ist mit einer kurzen, kühlen Waschung wieder ausgleichbar.

KONSENSUELLE WIRKUNG ODER REAKTION

Unter einer konsensuellen Wirkung oder Reaktion versteht man eine vasomotorische, gleichsinnige Reaktion auch auf der gegenüberliegenden (nicht behandelten) Körperseite oder -stelle, nur in abgeschwächter Form.

So lässt sich bespielweise ein durch Verbrennungen betroffener Arm nicht unbedingt selbst mit einer Auflage behandeln, wohl aber der nicht betroffene Arm. Der nicht behandelte Arm reagiert ebenso auf die Behandlung, nur in abgeschwächter Form.

Das bedeutet, dass die vasomotorischen Reaktionen nicht nur auf die Gefäße auf den Ort der Temperatureinwirkung beschränkt sind, sondern sie breiten sich vielmehr über die gesamte Körperoberfläche aus. Auch die Gefäße der nicht behandelten Seite reagieren gleichsinnig mit denen der behandelten. Allerdings besagt es nicht, dass sie in der gleichen Stärke reagieren.

Spezielle Formen von Wickeln und Auflagen

Es gibt auch spezielle Formen von Wickeln und Auflagen, die hier kurz beschrieben werden sollen.

Feucht-heiße Anwendungen:

- der feucht-heiße Bauch-(Leib)-Wickel mit Kamillenblüten oder Schafgarbenkrauttee
- die feucht-heiße Brustauflage mit Thymiankrauttee
- der feucht-heiße Leberwickel/Auflage mit Schafgarbenkrauttee

Feucht-warme Anwendungen:

- die Zwiebelauflage als Ohr- oder Brustauflage
- die körperwarme Quarkauflage

Kälteanwendungen:

- der Wadenwickel
- die kühle Quarkauflage
- der Prießnitz-Halswickel
- der Zitronenwickel

Sonstige Wickel und Auflagen:

- der Kohlwickel (mit Weiß- oder Wirsingkohl),
- der Bockshornkleewickel (Auflage)

Wickel/Auflagen mit hautreizenden Substanzen:

- Die Meerrettichauflage oder Senfauflage

Die temperierten Ölkompressen:

- die temperierte Lavendelöl-„fein"-Kompresse
- die temperierte Thymianöl-c.t.-Linalool-Kompresse

- die temperierte Johanniskrautöl-(Rotöl)-Kompresse (pur)
- die temperierte Olivenöl-Kompresse
- die temperierte Eukalyptus-citriodora-Öl-Kompresse
- die temperierte Rosmarinöl-c.t.-Verbenon-Kompresse

Wichtige Regeln für die Anwendung von Wickeln

Allgemein

- Feuchte Wickel werden in der Regel entweder sehr kalt oder möglichst heiß angelegt, damit eine richtige Antwort der Gefäße erfolgen kann.
- Laue oder körperwarme Temperaturen lösen oft keinen gewünschten Gefäßreiz aus.
- Kalte Wickel dürfen nur an gut durchwärmten Körperteilen angelegt werden. Es sollte eine Behaglichkeit im gesamten Körper bestehen.

Säuglinge und Kleinkinder:

- Keine heißen Wickel anwenden, sondern eher so warm, dass man sie ohne Handschuhe auswringen kann.
- Keine kalten Wickel, sondern handwarme Wickel verwenden.

Grenzen und Gefahren von Wickeln und Auflagen:

- Kalte Anwendungen sind bei Herzkranzgefäßerkrankungen sowie bei p-AVK kontraindiziert.

- Herz-Kreislauf-Belastung: Bluthochdruck-Menschen vertragen oft keine heißen, zirkulär angelegten Wickel am Körperstamm. Bei Menschen mit niedrigem Blutdruck kann eine intensive Wärme zu Schwindel und Kreislaufschwäche führen.
- Ein sprunghaftes Herumprobieren, das Kombinieren und Häufen verschiedener Methoden sollte vermieden werden, denn weniger bringt mehr. Der Körper wird sonst durch zu viele Reize überfordert. Es sollten nicht mehr als eine, höchstens zwei verschiedene Anwendungen für eine Person gewählt werden (Polypragmasie).
- Bei bestimmten Krankheitsbildern oder naturheilkundlichen Behandlungen können bestimmte Anwendungen kontraindiziert sein (z. B. klassische Homöopathie). Dies ist im Vorfeld immer mit dem behandelnden Therapeuten abzuklären.
- Verbrühungen
- Allergische Reaktionen auf Zusätze
- Überdosierung von Zusätzen
- Paradoxe Gefäßreaktionen

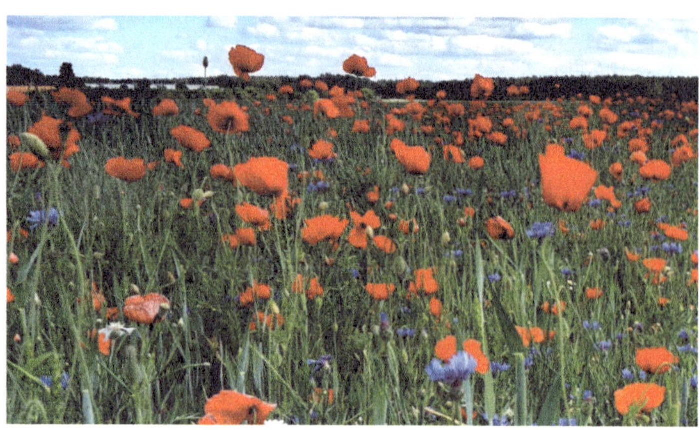

blühende Wiese zwischen Schmerzke (Brandenburg an der Havel) und Rietz (Kloster Lehnin)

Voraussetzungen für Wickel und Auflagen

- Der Patient sollte der ausgewählten Anwendung gegenüber positiv gestimmt sein.
- Der Patient entscheidet, was ihm gut tut, nicht wir entscheiden.
- Der Patient muss vor der Anwendung über die Wirkung ggf. über mögliche Nebenwirkungen der Maßnahme informiert werden.
- Der Anwender selber soll seine eigenen Grenzen kennen, er soll über die nötigen Fähigkeiten und Fertigkeiten verfügen.
- Der Anwender selbst soll nicht gestresst sein, dies überträgt sich ansonsten auf den Patienten.
- Der Arzt, die Stationsschwester sowie das Team sollten grundsätzlich vorher informiert werden.
- Es ist für eine angenehme und ruhige Atmosphäre zu sorgen.
- Störungen vermeiden (Schild draußen an die Tür des behandelnden Patienten anbringen mit dem Hinweis: Bitte nicht stören, hier wird eine naturheilkundliche Maßnahme durchgeführt).
- Vor der Anwendung sollte der Patient ggf. nochmals die Blase entleeren.
- Der Patient sollte warme Füße haben, ansonsten vor Durchführung der Maßnahme eine Wärmflasche an die Füße legen. Damit erreichen wir, dass der Körper durchwärmt und gut durchblutet ist.
- Die Maßnahme ist ruhig und zügig durchzuführen.
- Nach der Anwendung ist für mindestens eine halbe Stunde Nachruhe zu sorgen.

Die Materialauswahl

Welche Materialien werden für einen Wickel benötigt, welche Fasern sind besonders geeignet?

Die **Innentücher** sollten aus natürlichen Fasern wie Baumwolle oder Leinen sein. Alte Bettlaken oder Stecklaken, die entsprechend zugeschnitten werden, oder Geschirrtücher eignen sich hier gut. Baumwolle ist ein guter Wärmeleiter, der sich vor allem für warme Wickel eignet. Leinen kann die Körperwärme gut ableiten, erwärmt sich selbst hingegen nur langsam und ist daher ideal für kalte Wickel.

Als **Zwischentuch** sind Frottierhandtücher, Bibertücher oder Flanelltücher geeignet. Das Zwischentuch sollte doppelt so groß sein, wie das Innentuch! Flanelle sind leichte Stoffe, aber dennoch wärmend und saugfähig.

Als **Außentuch** genügen ein Stecklaken, Dusch- oder Badehandtuch (Frottee), Wolldecke, Wollschal, Wollpullover (je nach Art des Wickels), Molton oder Flanell. Wolle verhindert Verdunstungskälte, das Wolltuch bleibt warm, der Schweiß wird gebunden und nach außen abgeleitet. Wolle kann bis zu 30 % des Eigengewichts an Feuchtigkeit aufnehmen, ohne sich feucht anzufühlen.

Was wird noch benötigt:

Auswringtücher, zwei Gummiwärmflaschen (entweder zum Anlegen an die Füße, falls diese noch kalt sind oder zusätzlich zum Verlängern der Wärmewirkung eines Wickels), ein paar Gummihandschuhe, Nässeschutz als Unterlage und ggf. Hautpflegeöl und eine Schüssel.

Wir sollten keine synthetischen Gewebe benutzen, da diese einen Wärmestau verursachen können.

Was wird für die temperierte Kompresse beziehungsweise Auflage noch benötigt?

10×10 cm unsterile Kompressen, Alufolie oder Butterbrotpapier, Gummiwärmflaschen, Fixier-Pflaster, eine Schere, einen Holzspatel oder ein Messer und ein kleines Handtuch, das Träger-Öl und entsprechende ätherische Öle.

Quellen

Wickel, Auflagen und Kompressen; Kerckhoff, Annette und Schimpf, Dorothee, 1. Auflage, 2012; NATUR UND MEDIZIN KVC Verlag

Wickel und Auflagen, Sonn, Annegret und andere; 4. Auflage, 2014; Georg Thieme Verlag

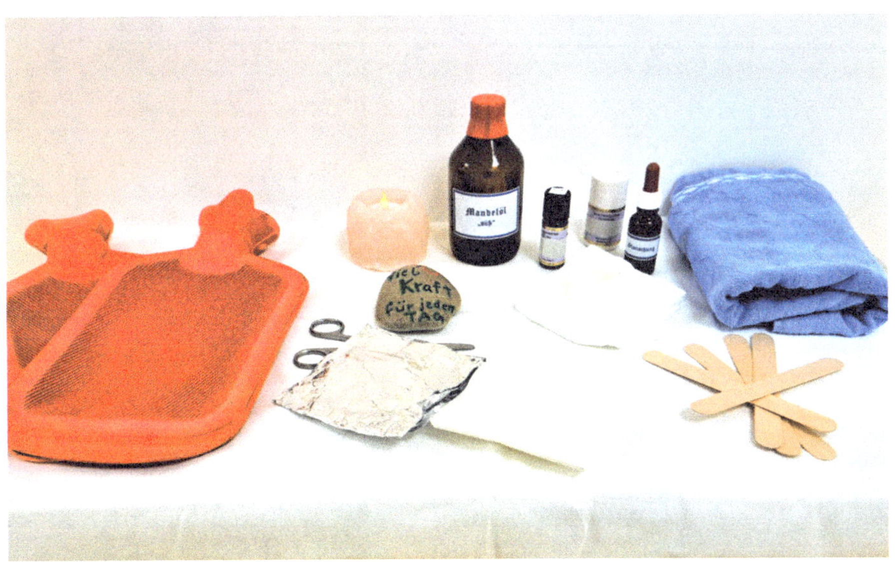

Materialauswahl

Schulmedizin und Naturheilkunde ergänzen sich in hervorragender Weise. Es ist nichts, wo man sich für das Eine oder das Andere entscheiden müsste. Beides gemeinsam hat seine Berechtigung!

Marco Klauner

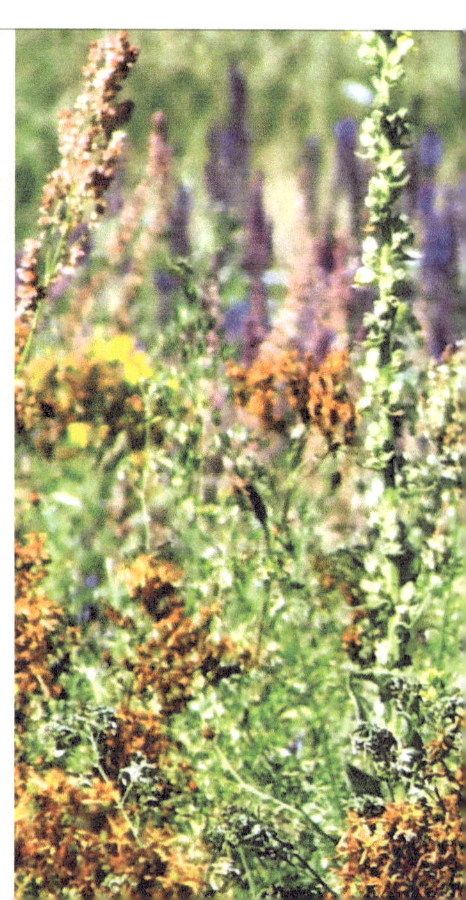

RECHTLICHE GRUNDLAGEN

KAPITEL ZWEI

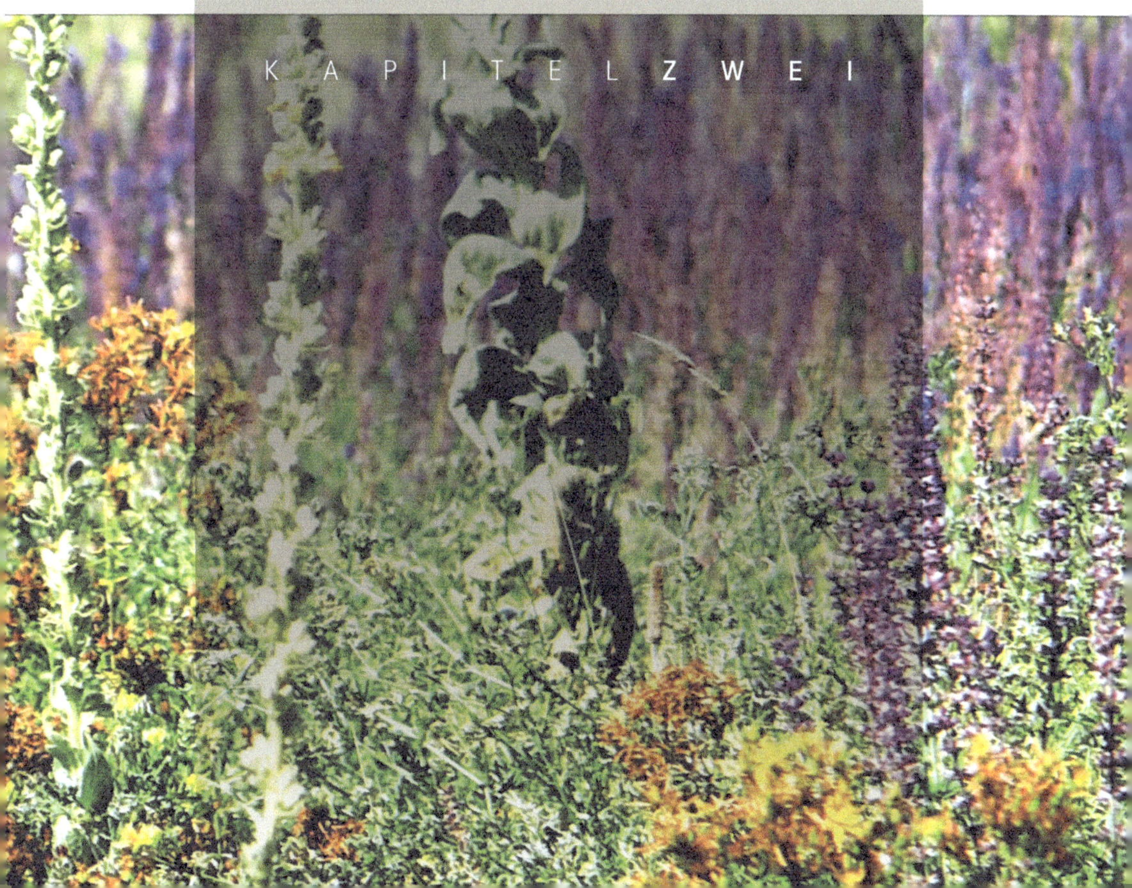

Komplementäre Pflege und Recht

KRANKENHAUS UND HOSPIZ

Im Krankenhaus und im Hospiz liegt die Gesamtverantwortung sowohl für die Diagnostik als auch die Therapie beim behandelnden Arzt. Die Anwendung von Wickeln und Auflagen ist im Krankenhaus grundsätzlich erlaubt. In der Grundpflege kommt sie bei den jeweiligen Prophylaxen, bei Befindlichkeitsstörungen sowie zur Erhaltung oder Steigerung des Wohlbefindens beim Patienten zum Einsatz.

Da im Krankenhaus die Gesamtverantwortung einer Behandlung beim ärztlichen Dienst liegt, sollte der Arzt über die komplementärpflegerische Maßnahme zumindest informiert sein.

Dagegen ist in der Behandlungspflege immer eine schriftliche ärztliche Anordnung (Anordnungsverantwortung) für eine komplementärpflegerische Maßnahme einzuholen und zu dokumentieren. Danach liegt die Durchführungsverantwortung bei der zuständigen Pflegefachkraft.

Auf jeden Fall muss die zuständige Fachkraft über die nötigen Kenntnisse, Fähigkeiten und Fertigkeiten der jeweiligen naturheilkundlichen Maßnahme verfügen und diese nachweisen (Fort- und Weiterbildung).

Auch der Patient muss über die bevorstehende Maßnahme informiert werden und dieser ausdrücklich zustimmen.

Jede durchgeführte Maßnahme, deren Verlauf sowie eventuelle Reaktionen sowie die Information und Anordnung durch den Arzt werden schriftlich im Pflegebericht festgehalten. Die Pflegekraft dokumentiert so unter anderem den Verlauf und ermöglicht die spätere Überprüfung der Wirksamkeit der komplementärpflegerischen Maßnahme.

Wir haben dazu auf unserer Station ein spezielles Dokumentationsblatt für komplementärpflegerische Maßnahmen entwickelt.

AMBULANTE PFLEGE UND STATIONÄRE ALTENPFLEGE

Seit Einführung des neuen Pflege-Versicherungsgesetzes (Gesetz zur sozialen Absicherung des Risikos der Pflegebedürftigkeit – PflegeVG) sind häusliche und stationäre Pflegeeinrichtungen „Arzt-frei“. Erst in einem Behandlungsfall wird eine Ärztin oder ein Arzt eingeschaltet.

In der ambulanten Pflege und stationären Altenpflege liegt aus versicherungstechnischen Gründen die Verantwortung bei der Pflegedienstleitung und bei der ausführenden Pflegefachkraft. Das Pflegefachpersonal stellt die Pflegediagnose und führt die entsprechende Pflege durch. In der Grundpflege entscheidet die Pflegefachkraft eigenverantwortlich und selbständig über die jeweilige komplementärpflegerische Maßnahme, die zur Anwendung kommt.

Die Pflegefachkraft sollte immer abwägen können, ob zum Beispiel der geplante Wickel im jeweiligen Fall gegenüber einer sonst üblichen Methode mindestens genauso vertretbar ist. Die Pflegefachkraft sollte über notwendiges geschultes Wissen für die jeweiligen anzuwenden-den komplementärpflegerischen Maßnahmen verfügen (Fort- und Weiterbildungen).

Auch hier ist in der Behandlungspflege eine schriftliche ärztliche Anordnung beim zuständigen Hausarzt oder der Hausärztin einzuholen und zu dokumentieren.

Die Aufklärung sowie Zustimmung des Patienten über die bevorstehende Maßnahme, dessen Verlauf, Reaktion und Wirkung ist im Pflegebericht zu dokumentieren.

Die Pflegedienstleitung oder der Arzt müssen überprüfen, ob die Pflegefachkraft die komplementärpflegerische Maßnahme sicher beherrscht.

Quelle

Wickel und Auflagen, Sonn, Annegret und andere, 4. Auflage, 2014, Georg Thieme Verlag

GRUNDSÄTZLICHES VOR DEM BEGINN

Wenn ich komplementärpflegerische Maßnahmen auf meiner Station (erstmalig) einsetzen möchte, ist es sinnvoll, sich hierüber sowohl mit dem Pflegeteam als auch der Stationsärztin bzw. dem Stationsarzt zu besprechen. Beide sollten solchen Anwendungen grundsätzlich aufgeschlossen gegenüberstehen. Es ist nicht sinnvoll als Einzelkämpfer dazustehen.

Diese Abstimmung dient auch dem interdisziplinären Austausch und damit letztendlich dem Wohle des Patienten.

Heilkräuter und andere Zusätze in der Pflege:

Heilkräuter, die in der Pflege innerlich und äußerlich angewandt werden, müssen den Richtlinien des Arzneibuches DAB und dem Europäischen Arzneibuch (Pharmacopoea Europaea) sowie den Qualitätsansprüchen zu Heilzwecken entsprechen. Sie sind dann als Arznei- oder Heiltee gekennzeichnet. Sie haben nachweislich eine arzneiliche Wirkung. Sie müssen daher aus der Apotheke bezogen werden.

Quark, Kohl oder Honig als Auflage für einen Wickel sind in erster Linie Lebensmittel und unterliegen der Lebensmittelhygiene-Verordnung (LMHV § 3).

Vor jeder Anwendung ist abzuklären, ob bestimmte Allergien oder Unverträglichkeiten beim Patienten vorliegen!

GRUNDPFLEGE VS. BEHANDLUNGSPFLEGE

GRUNDPFLEGE (Pflegender handelt eigenständig)	**BEHANDLUNGSPFLEGE (Pflegender handelt erst nach schriftlicher ärztlicher Anordnung)**
Unterstützung bei den ATLs	Begleitmaßnahme bei einer Therapie: z. B. beim Harnwegsinfekt temperierte 2 % Eukalyptus citriodora Öl-Kompresse
Haut- und Körperpflege	Begleitmaßnahme für eine Therapie bei einer Pneumonie: Temperierte 2 % Thymian-Öl c. t. Linalool-Kompresse.
Prophylaxen (z. B. Obstipationsprophylaxe)	
Unterstützung des allgemeinen Wohlbefindens	
Befindlichkeitsstörungen, z. B. bei Kopfschmerzen (Zitronenfußsohlenauflage)	

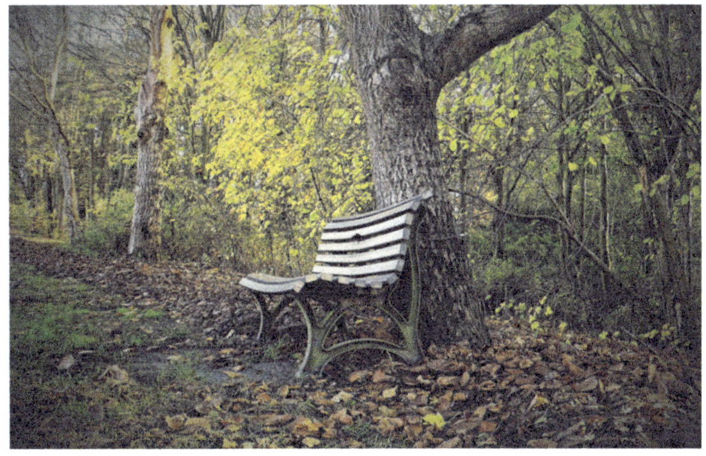

Parkbank am Schloss Reckahn (Kloster Lehnin) im dortigen Schlosspark

*Ich weiss nicht,
ob es besser wird,
wenn es anders wird.
Aber es muss
anders werden,
wenn es besser
werden soll.*

Georg Christoph Lichtenberg

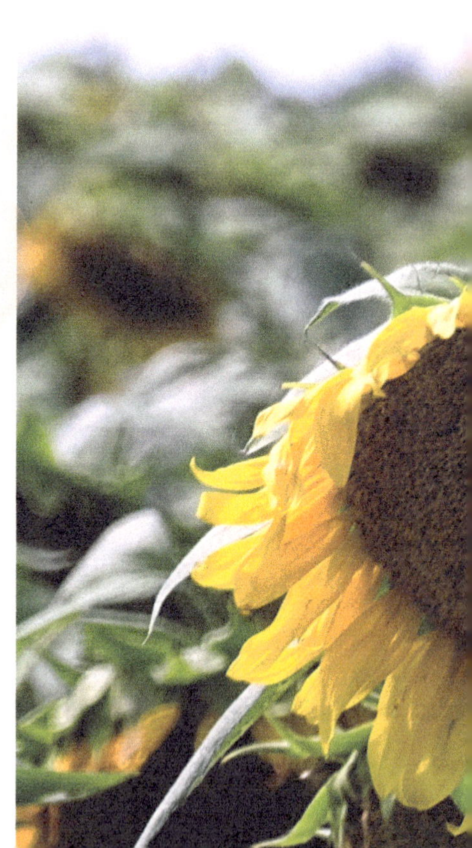

SYMPTOMEN-KONTROLLE UND AUSWAHL

KAPITEL **DREI**

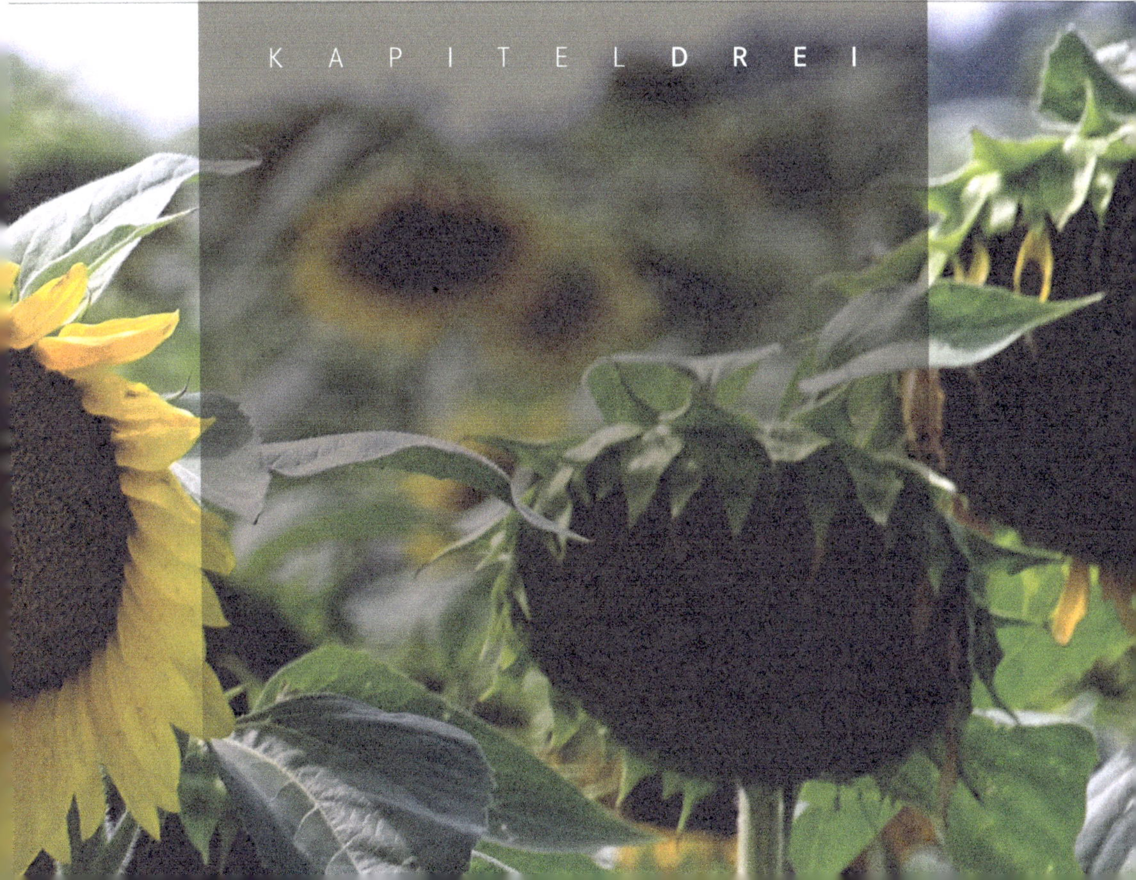

Schmerzen/Akute Schmerzen

KÜHLE QUARKAUFLAGE/KÜHLER QUARKWICKEL

Anwendungsgebiete speziell auf einer Palliativstation oder im Hospizbereich.

- Zum Beispiel bei einer Venenentzündung (wenn die Infusion para lief) etc.
- Portinfektion mit den klassischen Entzündungszeichen wie: Schwellung, Rötung, Schmerz, eingeschränkte Funktion.
- Akute Entzündung der Parotis infolge eines tumorösen Geschehens in der Mundhöhle. Patient kann weder kauen, trinken, noch kaum sprechen. Wange ist geschwollen, sieht rötlich glänzend aus und schmerzt.

MERKE

Die Quarkauflage darf nicht auf offenen Wunden oder Sekret absondernden Stellen zum Einsatz kommen (erhöhte Infektionsgefahr). Da es sich hierbei um Behandlungspflege handelt, ist eine schriftliche ärztliche Anordnung erforderlich.

DREI FALLBEISPIELE

Eine ältere Dame kam an einem Freitagnachmittag mit akuten Schmerzen im rechten Oberschenkel zu uns auf die Palliativstation. Das Bein war fast um das Doppelte an Umfang angeschwollen und sah rötlich glänzend aus. Die Patientin hatte auch subfebrile Temperaturen. Sie war dadurch sehr in ihrer Mobilität eingeschränkt (Zustand nach

Einsatz eines künstlichen Hüftgelenks [TEP] am rechten Oberschenkel vor einigen Jahren. Davor war der linke Unterschenkel amputiert worden).

Fachärzte wurden hinzugezogen. Es wurde eine antibiotische Therapie eingeleitet. Man wollte bis übers Wochenende hinaus abwarten, um zu gucken, wie sich der Zustand entwickelt. Es wurde sogar über eine Amputation des verbliebenen Unterschenkels nachgedacht.

Sofort fingen wir an, großflächig den rechten Oberschenkel mit Quarkauflagen zu bestücken. Dies wurde vom gesamten Team über das Wochenende getragen und in den einzelnen Schichten nach Einweisung durchgeführt. Am Folgemontag kam der Facharzt zur Kontrolle, um sich über den Verlauf zu informieren. Erstaunt konnte der Arzt feststellen, dass der Oberschenkel wieder seinen Normalumfang erreicht hatte und die Rötung verschwunden war. Die Patientin hatte kaum noch Schmerzen bei Bewegung. Sie war temperaturfrei, eine Amputation blieb der Patientin erspart.

---

2 Ein männlicher 64-jähriger Patient, Portträger, kommt ca. alle vier Wochen zur Bluttransfusion mit einer bestimmten Form von Blutkrebs bei Ablehnung einer erneuten Chemotherapie. Der Patient erscheint wieder in einem relativ reduzierten, aber stabilen Allgemeinzustand zur Bluttransfusion bei Panzytopenie. Er erhält nachmittags über den Port zwei Blutkonserven, die er gut verträgt.

Am Folgetag entwickelt der Patient Temperaturen um 37,6 °C, eine allgemeine Schwäche, sieht fahl und gräulich im Gesicht aus. Zum Nachmittag steigen die Temperaturen auf 38,8 °C an. Der Patient gibt einen Druckschmerz im Bereich der Portstelle sowie Schmerzen bei Bewegung des Armes an. Beim Entfernen des Verbandes vom Port sieht man eine ca. 10 cm x 10 cm starke Rötung und eine leichte Schwellung um die Einstichstelle der Portnadel.

Der behandelnde Arzt setzte ein Antibiotikum an, die Portnadel wurde gezogen. Es erfolgte in Absprache mit dem Arzt eine Behandlung mit Quarkauflagen. Am Folgetag im Frühdienst konnte man weder eine Rötung, noch eine Schwellung der Einstichstelle am Port feststellen. Der Patient konnte den entsprechenden Arm auch wieder fast schmerzfrei bewegen.

---

3 Ein Mann, Mitte 50, kachektisch, kommt zu uns mit einem Karzinom der Mundhöhle, eine Wangenseite war stark gerötet, glänzend angeschwollen und sehr schmerzhaft. Aus diesem Grunde war die verbale Kommunikation sehr eingeschränkt. Jegliche Kaubewegung bereitete dem Patienten höllische Schmerzen. Der Mund konnte kaum ohne große Schmerzen geöffnet werden.

Von ärztlicher Seite wurde sofort mit einer Antibiotikatherapie angefangen. In Absprache mit der behandelnden Ärztin erhielt der Patient auf die entsprechende Wangenseite kühle Quarkauflagen. Schon ab dem zweiten Tag konnte der Patient nach langer Zeit wieder über einen Strohhalm etwas trinken. Nach dem vierten Tag war die Schwellung der Wange soweit zurückgegangen, dass der Patient wieder anfangen konnte, pürierte Kost zu essen. Das Sprechen wurde auch zunehmend schmerzfreier.

Sicherlich hat in allen drei Fällen auch die Antibiotikatherapie gegriffen – ohne die Quarkauflagen hätten wir aber nicht solche durchschlagene Erfolge erzielt. Das ist meine persönliche Überzeugung.

Anwendungsgebiete:

- reaktivierte Gonarthrose
- Sehnenscheidenentzündung
- Mastitis
- Entzündungen der Haut: Sonnenbrand, Verbrennungen 1. Grades, Insektenstich, Ekzem, Akne, Neurodermitis
- stumpfe Verletzungen: Prellungen, Verstauchungen, Quetschungen
- Blutergüsse
- akuter Gelenkschmerz (zum Beispiel Podagra)
- entzündliche Prozesse: Thrombophlebitis, Phlebitis in Folge von Infusionen/Blutentnahme
- beginnende Abszessbildung

Gegenanzeigen:

- Milcheiweiß-Kontaktallergie
- Keine Anwendung auf offenen Wunden

Wirkweise:

- Milchsäure und Eiweiß entziehen dem Gewebe Wasser, die Hautdurchblutung wird angeregt. Durch die Milchsäurebakterien werden Entzündungsstoffe (Bakterien, Viren, Toxine) abgeleitet, die feuchte Kälte wirkt abschwellend und schmerzlindernd. Der Milchsäureprozess wirkt saugend auf die Entzündung, dadurch werden die Entzündungsstoffe abgeleitet, der Quark trocknet aus (entzündungshemmend und entgiftend).

Zur Anwendung kommt abgepackter Speisequark (Hygiene).

Herstellung von Quark:

- Durch Zugabe von Milchsäurebakterien und/oder Lab gerinnt rohe oder pasteurisierte Milch, sodass die festen Bestandteile sich von den flüssigen trennen.

Inhaltsstoffe im Quark:
Milchsäurebakterien, viel Eiweiß ca. 10 %–20 % (davon 80 % Kasein und 20 % Molkenproteine), Fett (Magerquark bis 17 %), Mineralstoffe wie Natrium, Kalium, Phosphor, Vitamin A, B1, B2, B3 und Laktose.

Auflagedauer:

- Bei akuten Indikationen nach 20 Minuten entfernen, bis zu 3-mal kurz hintereinander, bei Besserung nur noch 1–3-mal täglich, oder entfernen, wenn Quark getrocknet ist oder der Patient die Auflage nicht mehr als angenehm empfindet.

Durchführung:

- Der Quark wird ca. 0,5 cm bis 1 cm dick auf das Baumwolltuch, Kompresse oder Küchenpapier gestrichen. Die Tuchränder werden im Uhrzeigersinn eingeschlagen. Vor dem Anbringen wird der Nässeschutz ausgelegt. Eventuell mit einer Binde befestigen.
- Beachte den Wärmestau bei Entzündungen. Der Quark darf nicht zu kalt aufgetragen werden, da er bei empfindlichen Personen sonst Schmerzen (Gefäßkrämpfe) verursachen kann.

Nach Beendigung der Maßnahme wird der Quark selbstverständlich verworfen.

Vorbereitung

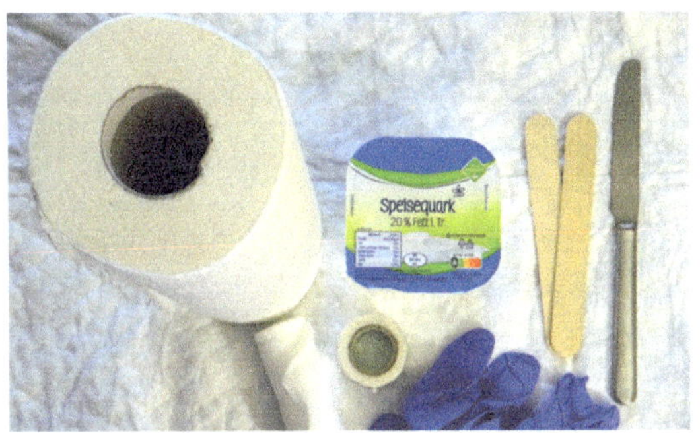

Welche Materialien benötige ich für den Quarkwickel?
Quark
Küchenrolle
Holzspatel/Messer
Molton-Tuch
Handschuhe
Mullbinde
Verbandklebeband

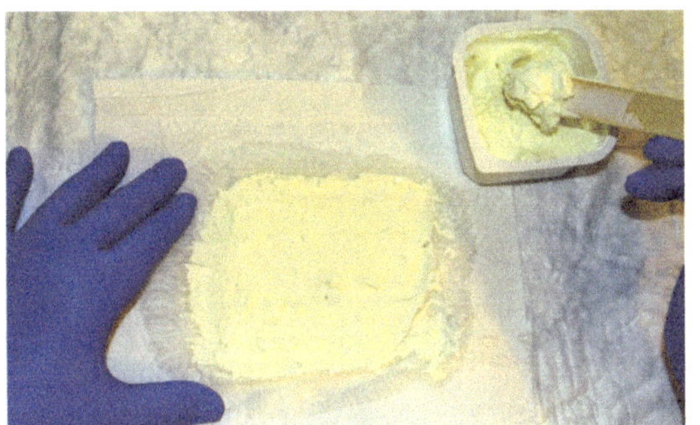

Quark aufstreichen
Mit einem Holzspatel wird der Quarkmesserrückendick auf die Auflage aufgetragen.

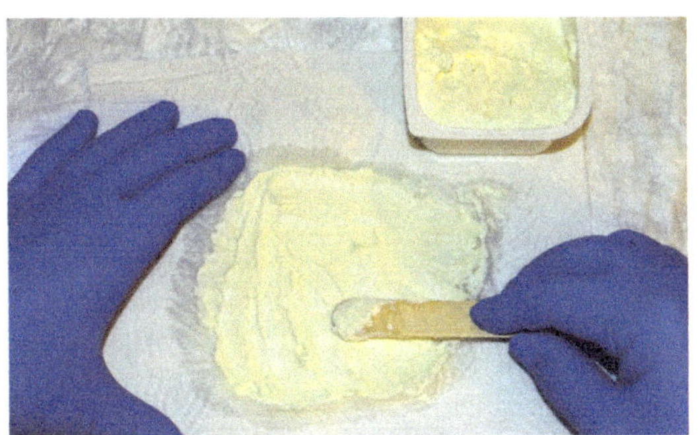

Quark aufstreichen
Beim Auftragen werden die Ränder großzügig frei gelassen.

Falten der Quarkauflage
Die freigelassenen Ränder werden nach innen umgeschlagen.

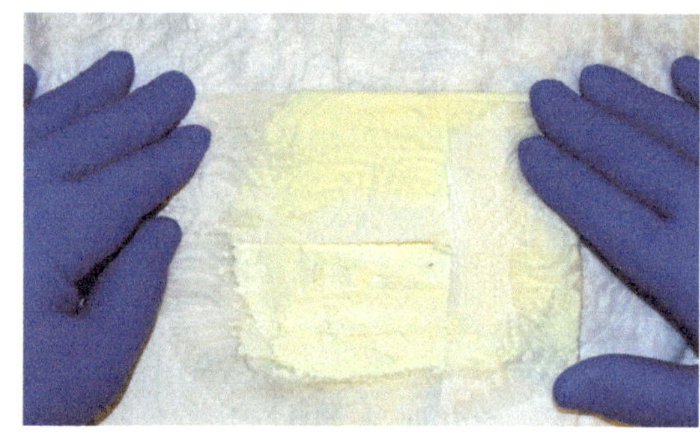

Fertige Quarkauflage
So sieht die fertige Quarkauflage aus.

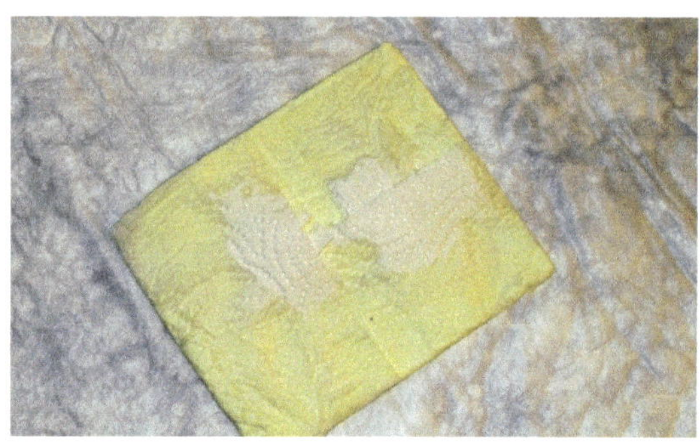

Auflegen der Quarkauflage
Auflegen der Quarkauflage am Beispiel eines Patienten mit Thrombophlebitis an der Ellenbeuge. Unterhalb des Armes liegt ein Nässeschutz.

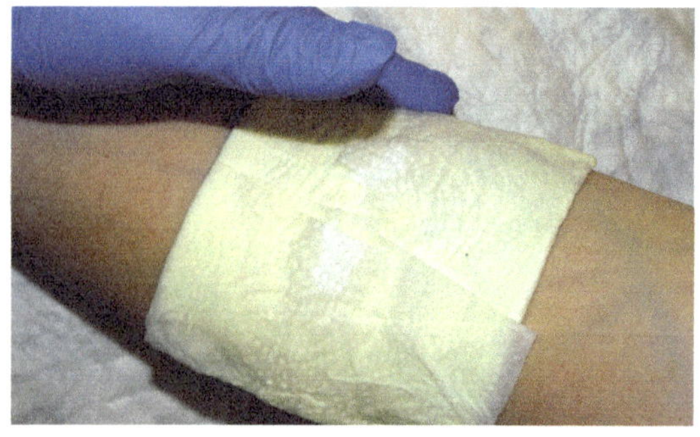

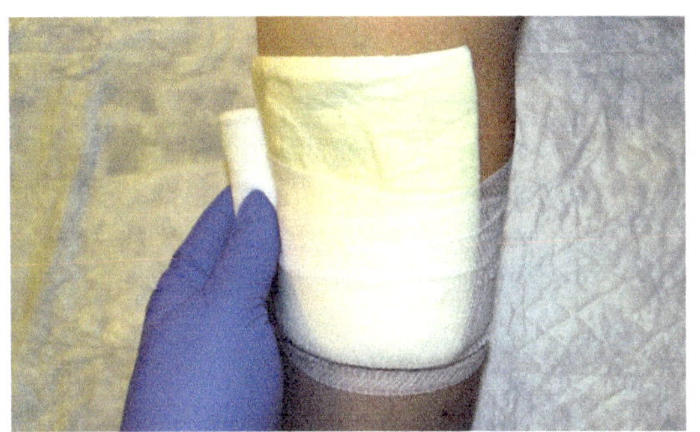

Fixieren der Quarkauflage
Die Quarkauflage wird mittels einer Mullbinde an der Ellenbeuge leicht angewickelt.

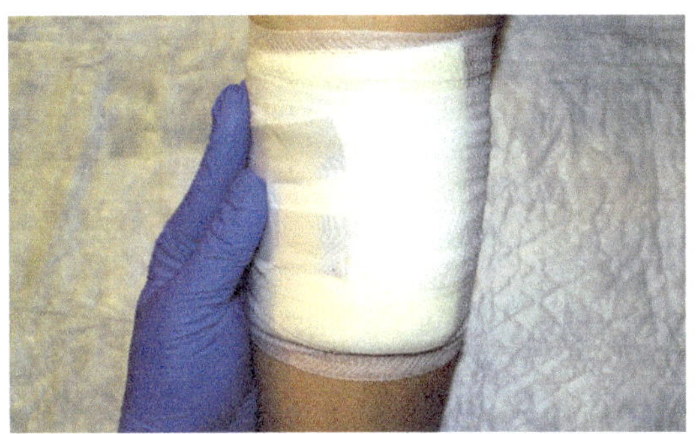

Fertige Quarkauflage
So sieht die fertige Quarkauflage in der Ellenbeuge aus.

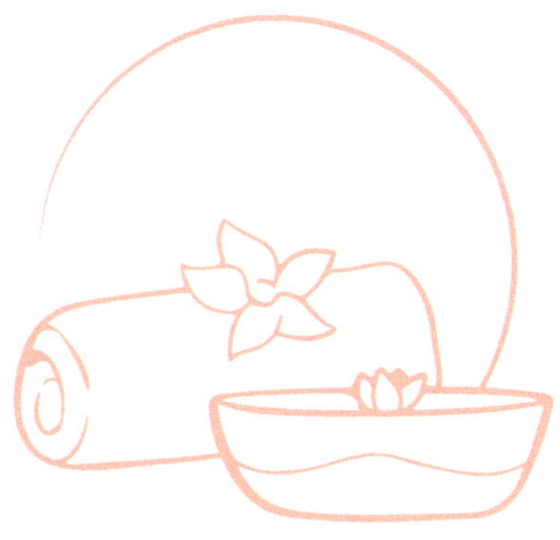

FUSSSOHLENAUFLAGE MIT ZITRONEN- ODER ZWIEBELSCHEIBEN

Es gibt hunderte von Nervenenden, die in unseren Fußsohlen und Zehen enden. Diese Nervenenden stehen reflektorisch mit den verschiedensten Regionen unseres Körpers in Verbindung. Somit können wir von außen Einfluss auf unseren Körper nehmen, sei es durch ein warmes Fußbad oder durch die sogenannte Fußreflexzonenmassage.

Schon die Chinesen wussten seit der Antike, dass man über die Meridiane bestimmte Akupressur/Akupunktur-Punkte der Füße Einfluss auf den Körper und dessen Organe nehmen kann.

Die therapeutische Arbeit an den Füßen konnte der amerikanische Arzt William Fitzgerald (1872 – 1942) bei den Indianern Mittel- und Nordamerikas beobachten. Durch eine besondere Form der Massage am Fuß ist es möglich, eine Fernwirkung bei den jeweils zugeordneten Organen und Organsystemen auszulösen.

Alleine schon der Duft einer Zitrone macht diesen Wickel/Auflage an den Fußsohlen zu einem angenehmen Erlebnis. Mit den Wirkstoffen der Zwiebel vermutet man, dass deren Inhaltsstoffe über die Fußsohle ins Blut gelangen und somit eine Fernwirkung auf den Körper haben. Manche Menschen berichteten, dass sie nach einer Fußsohlenauflage mit Zwiebeln einen leichten Zwiebelgeschmack im Mund verspürten.

Zitronenfußsohlenauflage

Anwendungsgebiete:

- Kopfschmerzen und Fieber

Wirkung:

- Die Zitrone leitet überschüssige Hitze sowie Entzündungen aus dem Körper ab.

- Die Auflage wirkt über die Fußreflexzonen auf den gesamten Organismus.
- sanft fiebersenkend (insbesondere bei sehr geschwächten Menschen)

Gegenanzeigen:

- Neurodermitis
- Allergien
- offene Hautstellen

Material:

- Messer
- Schneidebrett (kein Holzbrett)
- 1 bis 2 (Bio-)Zitronen
- dünnes Leinen-, Geschirr- oder Küchenrollentuch (Größe entsprechend der Auflagestelle),
- Mullbinde oder Baumwollsocken.

Durchführung:

- Die Zitrone wird in dünne Scheiben geschnitten und nebeneinander auf das Tuch gelegt. Die Fußsohlenauflage sollte so groß sein, dass die gesamte Fußsohle auf den Zitronenscheiben liegt. Das Tuch wird jetzt im Uhrzeigersinn zusammengefaltet und nochmals kurz angedrückt, so dass der Saft austritt. Die Zitronenauflage wird nun mit der nur durch eine Stoffschicht bedeckten Seite an die Fußsohle angelegt und mit einer Mullbinde oder mit Baumwollsocken fixiert. Es werden immer beide Füße behandelt, ansonsten entsteht ein Ungleichgewicht.

Dauer der Anwendung:

- ca. 30 bis 60 Minuten, einmal täglich
- *bei Fieber:*
  15 Minuten angelegt lassen und nochmals frische Auflage herstellen und neu anlegen. Insgesamt bei Fieber bis zu 3-mal diesen Vorgang wiederholen.

Diese Anwendung kommt nur bei warmen Füßen zum Einsatz.

Nach der Anwendung mindestens eine halbe Stunde ruhen und den Körper warm halten.

MERKE:

Die Zitrone sollte bitte aus biologischem Anbau sein (Insektizid-Rückstände können zu heftigen Hautreizungen führen).

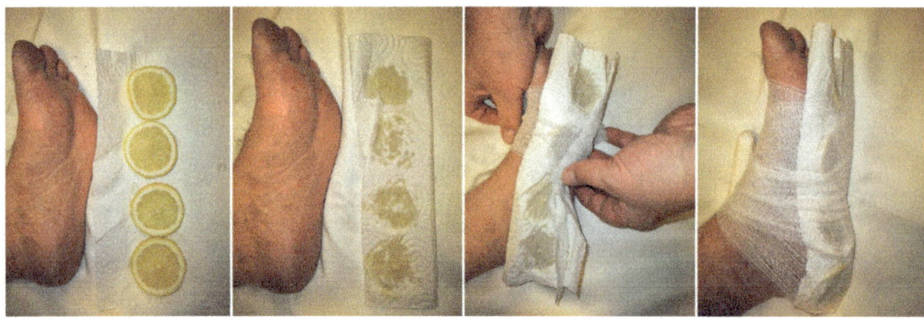

Zwiebelfußsohlenauflage

Anwendungsgebiete:

- Kopfschmerzen
- Schnupfen oder beginnende Erkältung

Gegenanzeigen:

- bekannte Allergie
- Abneigung gegen Zwiebelduft

Material:

- Messer
- Schneidebrett (kein Holzbrett)
- 1 bis 2 Zwiebeln

- dünnes Leinen-, Geschirr- oder Küchenrollentuch (Größe entsprechend der Auflagestelle)
- Mullbinde oder Baumwollsocken.

Durchführung:

- Zwiebeln schälen, vierteln und die einzelnen Schichten voneinander ablösen. Diese Schichten werden dann mit der Wölbung nach oben auf das vorbereitete Tuch gelegt, und als Päckchen zusammengefaltet. Das Päckchen wird jetzt kräftig platt gedrückt, so dass der Saft austritt. Die Zwiebelauflage wird nun mit der nur durch eine Schicht bedeckten Seite an die Fußsohle angelegt und mit einer Mullbinde oder Baumwollsocke fixiert. Es werden immer beide Füße behandelt.

Dauer der Anwendung:

- 30 bis 60 Minuten, 1 bis 2 mal täglich

MERKE:

Diese Anwendung kommt nur bei warmen Füßen zum Einsatz. Nach der Anwendung mindestens eine halbe Stunde ruhen und den Körper warm halten.

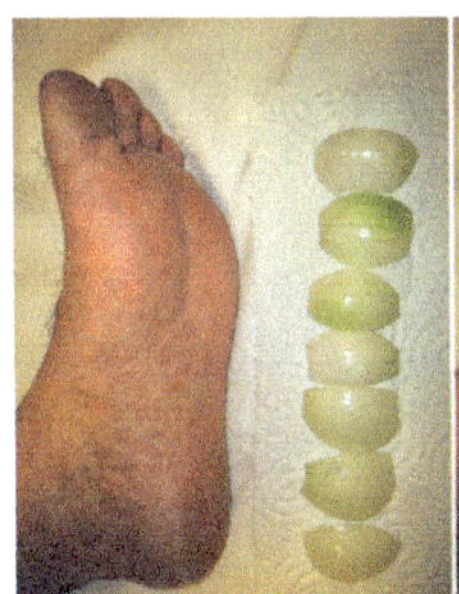
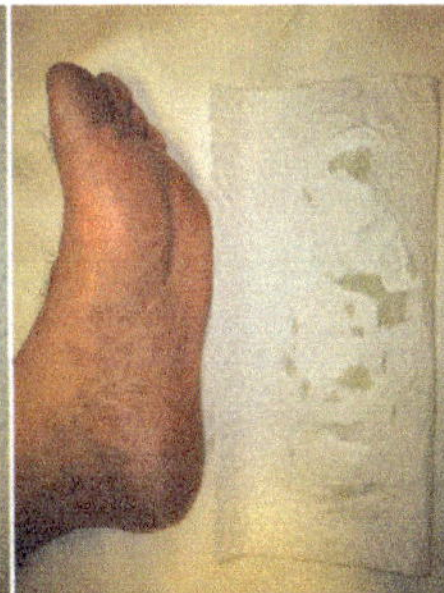
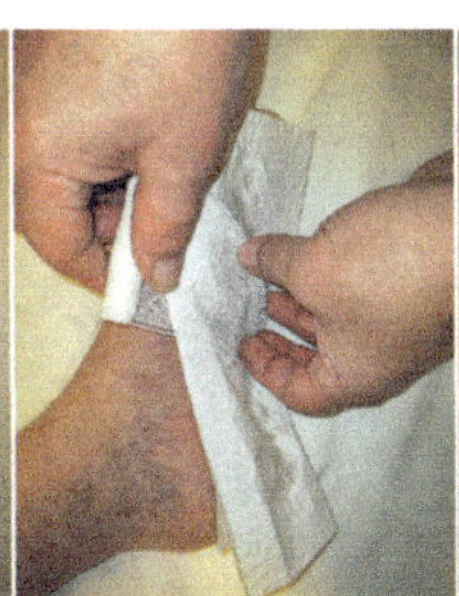
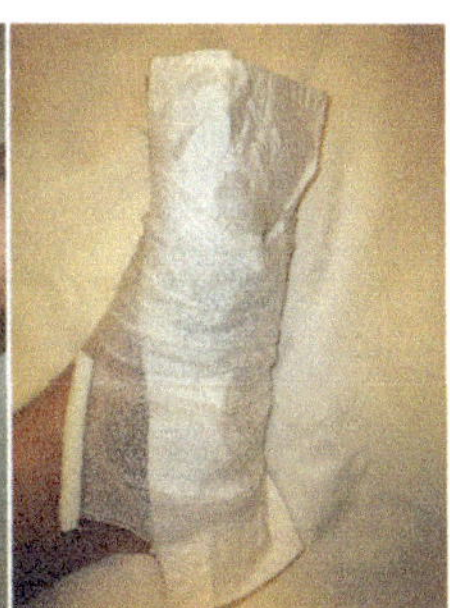

Zitronenwadenwickel

Für den Wadenwickel wird sowohl der Saft der Zitrone als auch das Zitronenschalen-Öl genutzt.

Anwendungsgebiete:

- hohes Fieber > 39°C

Kontraindikationen:

- kalte Hände und Füße
- Frösteln
- Schüttelfrost
- instabiler Kreislauf
- Allergie auf Zitrone
- Sterbephase (ggf. Fußsohlenauflage)

Wirkung von Zitronensaft:

- zusammenziehend
- ableitend
- abschwellend

Wirkung von Zitronenschalen-Öl:

- fiebersenkend
- keimhemmend
- abwehrstärkend

Materialien:

- Wasserschüssel
- Messer
- Zitrone
- Tasse oder Glas
- Nässeschutz
- Fieberthermometer
- RR-Gerät

Durchführung:

- Wir bereiten eine Wasserschüssel vor und befüllen diese mit Wasser. Jetzt nehmen wir eine Bio-Zitrone und schneiden diese in zwei Hälften. Eine Hälfte legen wir auf den Grund der Wasserschüssel und schneiden und ritzen die Zitrone sternförmig an. Nun quetschen wir mit einer Tasse die Zitrone auf dem Schüsselboden aus. Dadurch gelangen jetzt der Saft und die Öle der Zitrone in das Wasser.

MERKE:

Die Wassertemperatur sollte ca. 1 °C bis 5 °C unter der Temperatur des Fiebernden liegen, je schwächer der Patient, umso wärmer das Wasser.

Ein Wadenwickel darf nicht zu einem starken und allzu raschen Fieberabfall führen. Bis 0,5 °C weniger, allerhöchstens 1 °C. Ein Wadenwickel stellt eine große Belastung für das Herz-Kreislauf-System dar. Kreislaufkontrollen und Temperaturmessungen vor, während und nach der Maßnahme sind daher wichtig.

Der Patient liegt bis zu den Knien zugedeckt im Bett. Jetzt positionieren wir beidseits unterhalb der Unterschenkel einen Nässeschutz. Beide Handtücher werden ins Wasser getaucht und anschließend ausgewrungen. Die feuchten Tücher werden um die Waden gelegt, beide Knöchel und Knie bleiben frei (damit Verdunstungskälte entstehen kann). Die Beine werden nur leicht abgedeckt, damit kein Wärmestau entsteht. Sobald die Tücher warm geworden sind, werden sie einzeln erneuert.

Der Patient sollte nach der Maßnahme mindestens 30 Minuten ruhen.

Anwendungsdauer und Häufigkeit:

- Insgesamt den Wadenwickel 3 bis 4 mal wechseln (Gesamtdauer ca. 30 bis 40 Minuten), dann pausieren.
- Die Anwendungshäufigkeit richtet sich nach der Dauer des Fiebers und nach Anordnung des Arztes.

Johanniskrautöl-Kompresse mit Fallbeispiel

temperierte Johanniskrautöl-Kompresse (Rotöl)

Anwendungsgebiete:

- Nervenschmerzen
- Nervenreizungen
- Ischialgie
- Zoster Neuralgie
- Verspannungsschmerzen

Kontraindikationen:

- Allergie
- Abneigung gegen den Duft
- offene Wunden

Material:

- Johanniskraut-Öl (Rotöl)
  Achtung: Nicht zu verwechseln mit dem ätherischen Öl des Johanniskrautes)
- eine unsterile Kompresse oder ein kleines Leinenläppchen
- Butterbrotpapier oder Alufolie
- Handschuhe
- Heftpflaster
- zwei Wärmflaschen
- ein Zwischentuch
- ein Außentuch

Durchführung:

- Zwei Wärmflaschen werden flach mit heißem Wasser befüllt. Ein Stück Butterbrotpapier oder ein Stück Alufolie (ca. 3-mal so groß wie die Kompresse) wird vorbereitet. Das Leinenläppchen oder die unsterile Kompresse kommt auf das vorbereitete Butterbrotpapier oder Alufolie. Nun wird die Kompresse oder Leinenläppchen mit ca. 30 bis 40 Tropfen Johanniskraut-Öl pur gleichmäßig beträufelt und anschließend eingepackt. Die fertige Ölpackung wird kurzfristig zur Erwärmung zwischen die zwei Wärmflaschen gelegt (körperwarm, nicht zu heiß). Stehen keine Wärmflaschen zur Verfügung, kann auch eine Erwärmung der Ölkompresse auf einen Teller, der auf einem Topf mit kochendem Wasser steht, erfolgen. Schließlich gehen wir mit den Wärmflaschen zum Patienten und packen erst vor Ort die Ölkompresse aus und legen sie mit der von Öl beträufelten Seite auf die zu behandelnden Stelle und fixieren diese gegebenenfalls mit Heftpflaster. Das ebenfalls angewärmte Zwischentuch kommt jetzt über die Kompresse zum Liegen. Danach ist der entsprechenden Körperteil mit dem Außentuch einzuhüllen.

Anwendungsdauer:

- Solange der Patient die Auflage als angenehm empfindet

Anwendungshäufigkeit:

- 1 bis 3 mal täglich, nach Bedarf

ACHTUNG:

Der Patient darf nach der Maßnahme die behandelte Stelle für die nächsten Stunden nicht der direkten Sonne aussetzen, da es zu phototoxischen Veränderungen der Haut kommen kann (auch kein Solarium und kein UV-Licht). Ebenso muss der Patient darüber im Vorfeld informiert werden, dass das Johanniskraut-Öl stark färbt und diesbezüglich Schutzmaßnahmen getroffen werden müssen.

Echtes Johanniskraut (Tüpfel-Hartheu)

BOTANISCHER NAME:
Hypericum perforatum L.
FAMILIE:
Johanniskrautgewächse (Hypericaceae)
HERKUNFT:
Europa, Westasien und Nordafrika
GEWINNUNG:
Mazerat

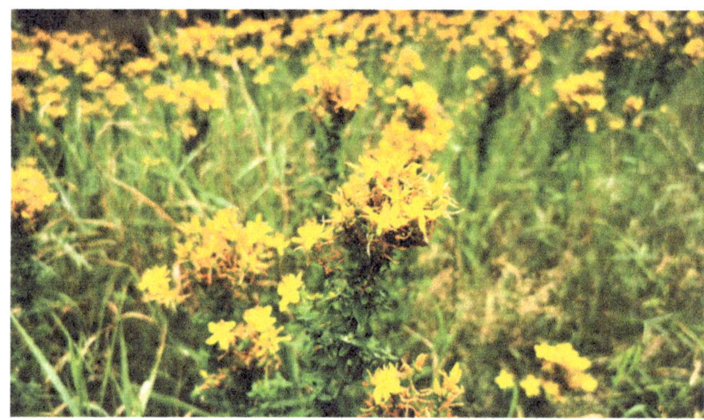

Johanniskraut, Kloster Lehnin

Wirkungen (äußerlich):

- schmerzlindernd
- wundheilungsfördernd
- entzündungshemmend
- beruhigend (auf der Haut)
- muskelentspannend

Indikationen (äußerlich):

- Sonnenbrand 1. Grades
- oberflächige Schürfwunden
- Wunden (nicht offen)
- Dekubitusprophylaxe
- Dermatitis (nicht nässend)
- Hämorrhoiden
- leichte Verbrennungen
- Rheumatische Beschwerden
- Podagra
- Ischialgie
- Muskelkater
- Hexenschuss

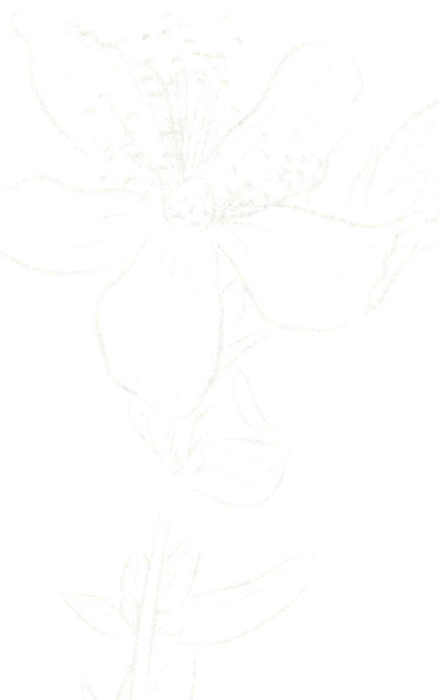

- Neuralgien
- Prellungen
- Narben

Pflanzenportrait

Der Name „Johanniskraut" ist „Johannes dem Täufer" gewidmet. Der rote Saft soll das Blut des Märtyrers symbolisieren. Seinen Namen verdankt er dem Johanniterorden von Jerusalem, deren Ritter das Kraut während der Kreuzzüge zur Wundversorgung auf den Schlachtfeldern verwendeten.

Hypericum ist griechisch und bedeutet: „Den Geistern überlegen". Man nahm an, dass das Kraut die bösen Geister vertreibt. Die Germanen verehrten das Johanniskraut als Lichtbringer und Symbol für die Sonne.

Das wild wachsende Johanniskraut ist ca. 30 bis 70 cm hoch und wächst an sonnigen Weg- und Waldrändern sowie in trockenen Wiesen.

Die Blütezeit der Pflanze erstreckt sich von Juni bis August. Die Blüten sind goldgelb. Die ovaleiförmigen Blätter erscheinen gegen das Licht gehalten wie mit Nadeln durchlöchert (perforatum). Hält man die Blätter gegen das Licht, kann man bei den hellen durchscheinenden Stellen der Blätter den farblosen Inhalt gut in diesen sogenannten Sekret-Behältern erkennen, die ätherisches Öl und Harz enthalten. Hält man die Kelchblätter und die Blätter der Blumenkrone gegen das Licht, erkennt man zahlreiche kleine schwarze Punkte. Zerreibt man diese Blätter, erhält man eine Rotfärbung. Dieser rote Farbstoff, das Hypericin, ist im gesamten Kraut enthalten, es ist eine photosensibilisierende Substanz.

Zur Anwendung kommt das Kraut (die oberirdischen Anteile der Pflanze).

Die wichtigsten Inhaltsstoffe sind: Hypericin, Flavonoide (Rutin, Hyperosid), Hyperforin, Gerbstoffe und ätherische Öle.

Johanniskrautöl (Rotöl)-Mazerat

Frisch gepflückte Johanniskrautblüten werden in Olivenöl eingelegt. In einem verschlossenen, lichtdurchlässigen Gefäß stellt man diese nun für ca. 4 bis 6 Wochen an einen sonnigen Platz. Regelmäßig durchschütteln. Nach dieser Zeit filtriert man dieses Öl durch ein Tuch (das Öl hat jetzt eine rote Farbe angenommen), presst die Rückstände heraus und bewahrt das Johanniskrautöl (Rotöl) in dunklen Flaschen auf. Haltbarkeit: ca. ein Jahr.

ACHTUNG:

Bitte das Rotöl nicht mit dem ätherischen Johanniskrautöl aus der Destillation verwechseln.

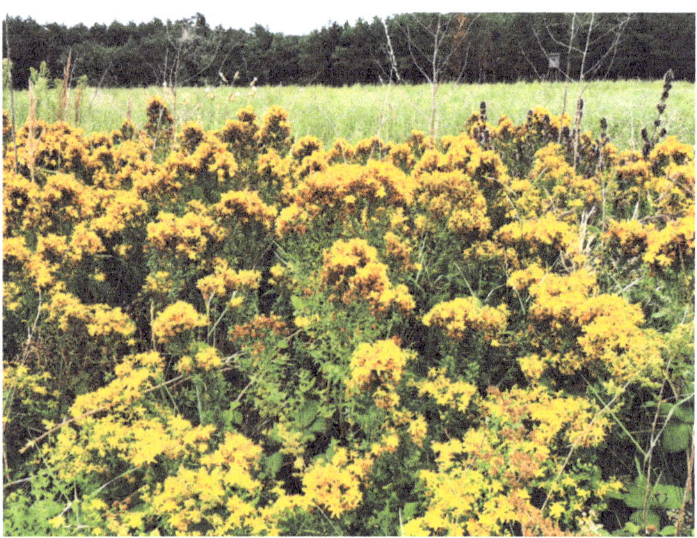

Wieseneinsäumung mit Johanniskraut

Johanneskrautöl beim Hand-Fuß-Syndrom

Das „Hand-Fuß-Syndrom“ (HFS oder palmar-plantare Erythrodysästhesie, PPE) ist eine mit schmerzhafter Schwellung und Rötung einhergehende erythematöse Hautveränderung an den Handflächen und Fußsohlen, die als Begleitreaktion einer antineoplastischen Chemotherapie, im Rahmen einer Sichelzellenanämie oder unter Einnahme von MEK-Inhibitoren auftreten kann. Auch sensorische Störungen wie Kribbeln oder Taubheitsgefühl werden beobachtet. In schweren Fällen kann sich die Haut ablösen. Das Ausmaß variiert von einer schmerzlosen Schwellung oben genannter Lokalisation (Grad 1) bis hin zu stark schmerzenden Blasen und Hautablösungen mit entsprechenden Funktionseinschränkungen (Grad 3).[11]

Die Ergebnisse meiner Rotöl-Studie wurden in der Fachzeitschrift „Onkologische Pflege“, Ausgabe 3/2015 (ISSN 2198-5650) veröffentlicht.

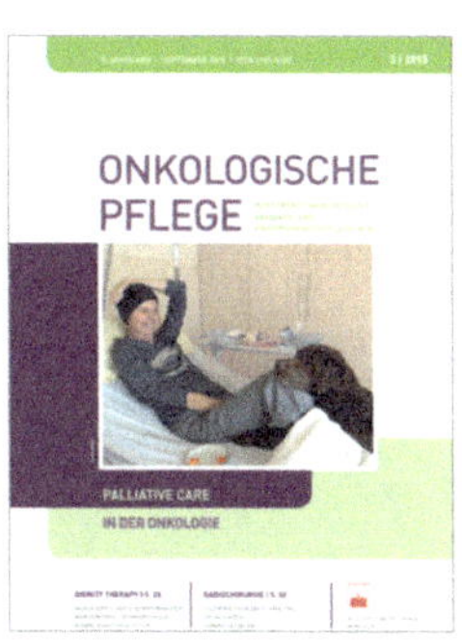

Onkologische Pflege, Ausgabe 3/2015; W. Zuckschwerdt Verlag GmbH für Medizin und Naturwissenschaften

Ziel:

- Schmerzlinderung
- Beschwerdelinderung

Dosierung und Art der Anwendung:

- Zweimal täglich Einreibung der betroffenen Stellen mit Rotöl (Johanniskrautöl)

Wirkungen (äußerlich):

- entzündungshemmend
- abschwellend
- beruhigend (auf der Haut)
- muskelentspannend

Gegenanzeigen und Wechselwirkungen:

- Allergien beachten
- Abneigung gegen den Duft

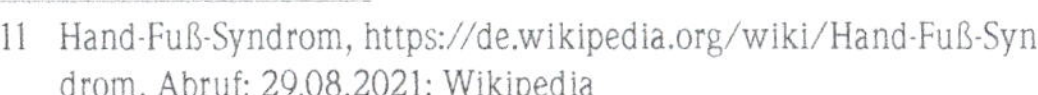

11 Hand-Fuß-Syndrom, https://de.wikipedia.org/wiki/Hand-Fuß-Syndrom, Abruf: 29.08.2021; Wikipedia

ACHTUNG:

Johanniskrautöl wirkt phototoxisch – Behandelte Stellen nicht dem direkten Sonnenlicht aussetzen!
Auch kein Solarium! Es färbt außerdem die Wäsche.
Rutschgefahr bei Fußeinreibung beachten.

Definition MEK-Inhibitoren:
MEK-Inhibitoren sind antineoplastische Arzneistoffe, welche die Funktion der MAP-Kinasen MEK1 (MAP2K1) und MEK2 (MAP2K2) hemmen. Sie gehören zu den Proteinkinaseinhibitoren. Da es sich bei den MEKs um bispezifische Proteinkinasen handelt, können sie sowohl den Tyrosinkinasehemmern als auch den Serin/Threonin-Kinase-Hemmern zugeordnet werden.

FALLBEISPIEL MIT ROTÖL-KOMPRESSE

April 2014, 83-jähriger Patient. Sieben Jahre vorher, komplizierter Bruch des linken Oberschenkels, bei Zustand nach Sturz, der gut verheilt schien.

Nach einem Jahr Eiterung der Wunde, Eröffnung der Wunde mit Einlegen von Antibiotikaketten.

Diese Prozedur dauerte circa ein Jahr lang, bis die Wunde geschlossen und verheilt war. Es verblieb eine ca. 18 cm lange und tiefe Narbe. Seitdem leidet der Patient unter einem wellenartigen Brennschmerz und Jucken der Narbe.

Noch am gleichen Abend, als ich diese Leidensgeschichte vom Patienten erfuhr, legte ich eine getränkte Kompresse mit Johanniskrautöl entlang der Narbe an. Vorher führte ich natürlich ein ausführliches Aufklärungsgespräch. Am Folgetag empfing mich der Patient mit strahlenden Augen. Sowohl der Brennschmerz als auch der Juckreiz waren fast gänzlich verschwunden. Vierzehn Tage lang erhielt der Patient zweimal täglich seine Rotöl-Kompressen bis zum vollständigen Abklingen der Symptome.

Juckreiz

STIEFMÜTTERCHENKRAUTTEEWASCHUNG

Viele Patienten auf einer Palliativstation leiden mehr oder weniger unter heftigstem Juckreiz. Der Juckreiz kann einen fast zum Wahnsinn treiben, höre ich oft von betroffenen Personen: „Er raubt mir den letzten Nerv.", „Ich kann nachts nicht schlafen.", „Ich muss mich fast blutig kratzen.", „Ich werde bald wahnsinnig."

Viele Ursachen können für den Juckreiz verantwortlich sein: Stoffwechselstörungen wie Diabetes mellitus. Leber-Galle-Erkrankungen, Nierenerkrankungen, harnpflichtige Substanzen werden unzureichend ausgeschieden. Allergien auf bestimmte Medikamente, Nebenwirkungen von bestimmten Medikamenten, wie z. B. hoch dosierte Opiattherapie. Bestimmte Tumore, die Juckreiz auslösen können: das paraneoplastische Syndrom, Non-Hodgkin. Eine sehr trockene Haut, sowie bestimmte Hauterkrankungen, wie z. B. Neurodermitis oder Psoriasis.

Juckreiz kann auch psychogen bedingt sein: z. B. psychischer Stress, Konfliktverarbeitung, eine Depression.

Aus der Pflanzenheilkunde biete ich dann dem Patienten immer eine Waschung mit Stiefmütterchenkrauttee an, die wahrlich Wunder wir-

ken kann. Die juckreizstillende Wirkung kann dann bis zu mehreren Stunden anhalten.

Anwendungsgebiete:

- Akute und chronische Hauterkrankungen

zum Beispiel

- Schuppenflechte
- nässende Ekzeme
- Milchschorf bei Kindern
- leichte seborrhoische Hauterkrankungen (durch gesteigerte Absonderung der Talgdrüsen hervorgerufen)

Palliativpflege:

- bei Juckreiz

Gegenanzeigen:

Allergie gegen Stiefmütterchenkraut

Zubereitung (Aufguss für die Waschung):

Ein gehäufter Teelöffel der Droge wird mit siedendem Wasser ca. 150 ml übergossen, abgedeckt und nach 10 bis 15 Minuten durch ein Teesieb in die Waschschüssel gegeben. Die Menge ist die der Größe des zu waschenden Hautareals anzupassen. Danach lauwarm abkühlen lassen. Der Patient wird jetzt mit diesem Teewasser gewaschen (ohne Zusätze). Wichtig ist, dass die Haut beim Trocknen nur leicht abgetupft wird.

Häufigkeit der Waschung:

- Ein- bis zweimal täglich, nach ärztlicher Anordnung.

Stiefmütterchenkraut (wildes Stiefmütterchen)

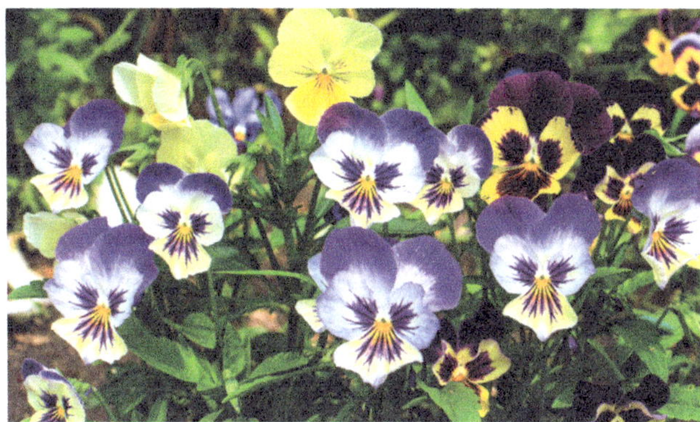

BOTANISCHER NAME:
Viola tricolor L.
FAMILIE:
Veilchengewächse (Violaceae)
HERKUNFT:
Europa
GEWINNUNG:
Aufguss (Tee)

Wirkungen:

- kortisonähnlich
- beruhigend (auf der Haut)
- entzündungshemmend
- schmerzlindernd
- juckreizmindernd

Pflanzenportrait

Die Pflanze kommt auf Äckern und Wiesen vor. Zur Anwendung kommt das Stiefmütterchenkraut, Violae tricoloris herba (die oberirdischen Anteile der Pflanze). Die wichtigsten Inhaltsstoffe sind: Saponine, Schleim, Gerbstoffe, Flavonoide, Salicylsäurederivate

Quelle

Natürlich gesund mit Heilpflanzen; Bruno Vonaburg; 2. Auflage 1989, AT Verlag Aarau Stuttgart

Obstipation

FEUCHT-HEISSER BAUCHWICKEL (LEIBWICKEL)

Wirkung:

- erwärmend
- krampflösend
- durchblutungsfördernd
- entspannend
- beruhigend

Anwendungsgebiete:

- Verspannung
- Verkrampfungen
- Bauchschmerzen
- Schlafstörungen
- Nervosität
- Blähungen
- Verstopfung (auch zur Prophylaxe)
- Menstruationskrämpfe
- Gallenkolik
- Blasenentzündung
- Diarrhö (Reizdarm)
- zur Unterstützung der Leberfunktion (zum Beispiel während des Heilfastens)

Gegenanzeigen:

- bewusstlose Patienten
- Diarrhö mit Fieber
- Colitis ulcerosa
- wenn Wärme die Beschwerden verschlimmert

- nach frischem Trauma (Hämatom und Ödembildung)
- ausgeprägte Krampfadern
- Ileus
- neuropathische Veränderungen
- Durchblutungsstörungen aufgrund verengter Gefäße
- akute Entzündungen (Blinddarm, Bauchspeicheldrüse, ...)
- Verdacht auf innere Blutungen

ACHTUNG:

Bei Kleinkindern und geschwächten Menschen mit Herzinsuffizienz oder Desorientiertheit, Bewusstseinseintrübung, Lähmungen, Sensibilitätsstörungen, Diabetes mellitus und bei der p-AVK sollen keine zu heißen Anwendungen gemacht werden.

- Vor dem Anlegen immer die Wärmeverträglichkeit auf der Haut des Patienten prüfen.
- Der Lenden-Sakral-Bereich ist eine alternative Auflagestelle zur Bauchregion.
- Je größer der Wickel, desto stärker die Kreislaufbelastung.
- Achtung: Verbrennungsgefahr
- Patienten mit Bluthochdruck vertragen oft keine zirkulär angelegten Wickel sowie heiße Anwendungen am Körperstamm. Bei Patienten mit niedrigem Blutdruck kann eine intensive Wärme zu Schwindel und Kreislaufschwäche führen.

MERKE:

Feuchte Wärme wird ca. 20-mal besser geleitet als trockene Wärme!

Material:

- ein Paar dickere Haushaltshandschuhe (Schutz vor Verbrennungen)
- eine Schüssel mit 1 Liter kochendem heißen Wasser
- ein Innentuch (Geschirrhandtuch)
- ein Abdecktuch (Frottierhandtuch)
- ein Außentuch (Badehandtuch)
- ein zweites zusätzliches Handtuch als Auswringtuch
- ein Wasserkocher

WICHTIG:

Mit dem Patienten ist der Sinn und Zweck der bevorstehenden Maßnahme zu besprechen, sowie sein Einverständnis einzuholen. Selbstverständlich ist vor der Anwendung auch der Arzt zu informieren und dessen Einverständnis einzuholen. Dies ist schriftlich in der Patientenakte zu dokumentieren.

Durchführung:

Bevor der Patient sich in das vorbereitete Bett legt (das Außentuch liegt schon vorbereitet im Bett), sollte er vorher nochmals das WC aufsuchen. Das Zimmer vorher lüften und für angenehme Raumtemperatur sorgen. Störquellen vermeiden, wie zum Beispiel TV und Visite. Das Anbringen eines Schildes an der Zimmertür mit der Aufschrift „Bitte nicht stören" hat sich hier bewährt. Dafür sorgen, dass der Patient warme Füße hat, ggf. eine Wärmflasche vorher anlegen.

Das Innentuch wird jetzt im Bauchformat zurechtgelegt, es sollte möglichst 4 bis 6-fach gelegt sein und danach zu einer Rolle geformt werden. Jetzt wird das Innentuch in das Auswringtuch eingerollt und in die Schüssel gelegt. Nun übergießen wir die Rolle mit heißem Wasser, es muss gut durchgetränkt sein.

Der Patient liegt in entspannter Position im Bett, eine Knierolle oder ein Kissen wird angelegt. Jetzt wringen wir die heiße Rolle so stark wie möglich aus. Ein zu nasses Tuch kühlt schneller aus. Vorher haben wir unsere Haushaltshandschuhe angezogen. Damit es bis zum Anlegen intensiv warm bleibt, belassen wir das Innentuch im Auswringtuch. Am Patientenbett wird nun das Innentuch ausgepackt, die Temperatur an unserem Unterarm geprüft. Jetzt testen wir vorsichtig am Patienten durch zügiges, mehrmaliges Auflegen und Entfernen, wie das heiße Innentuch vertragen wird. Bei guter Verträglichkeit wird zügig das Frottierhandtuch drüber gelegt. Jetzt wird der Patient mit dem Außentuch luftdicht eingewickelt. Auf Kältebrücken und Durchzug achten. Der Patient wird jetzt warm zugedeckt, die Klingel liegt in seiner Reichweite.

ACHTUNG:

Klagt der Patient über ein Brennen, wird das Innentuch sofort entfernt, belüftet, bis es vertragen wird und neu angelegt.

Ein locker oder zu nass angelegter Wickel kühlt rasch ab. Luftblasen zwischen Haut und feuchtem Innentuch werden sofort kühl und unangenehm empfunden (Luftzutritt bewirkt Verdunstung. Es entsteht Verdunstungskälte).

Anwendungsdauer:

- Solange der Patient den Wickel als angenehm empfindet

Anwendungshäufigkeit:

- 1 x täglich über 5 Tage
- Wochenende pausieren
- kurmäßig bei Neigung zu Verstopfung 1 x täglich über 2 bis 3 Wochen.

Nachbereitung:

Nach Entfernen des Wickels die Haut gut trocknen und den Patienten wieder warm zudecken. Patient soll mindestens 30 Minuten nachruhen und danach sollte ggf. eine Kreislaufkontrolle erfolgen. Später ist die Haut mit einem Pflegeöl einzureiben.

Vorbereitung

Welche Materialien benötige ich für den Bauchwickel?

Waschschüssel
Wärmflasche
Tücher
Eieruhr
Handschuhe
Teesieb
Kräuter-Zusatz
Löffel

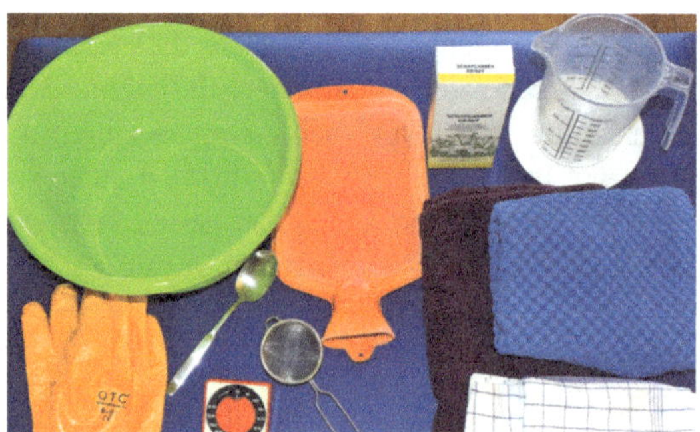

Vorbereitung der Liege/des Bettes mit einem Badehandtuch.

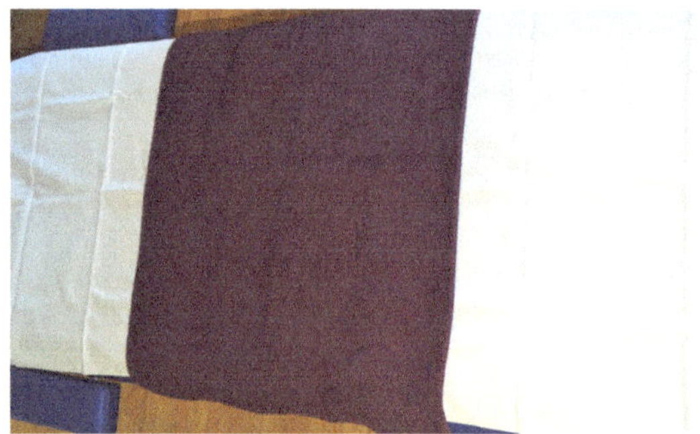

Ein Leinentuch wird zu einer festen Rolle gewickelt.

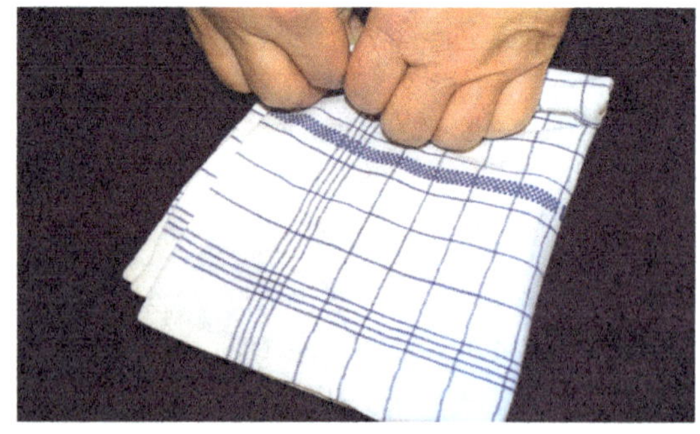

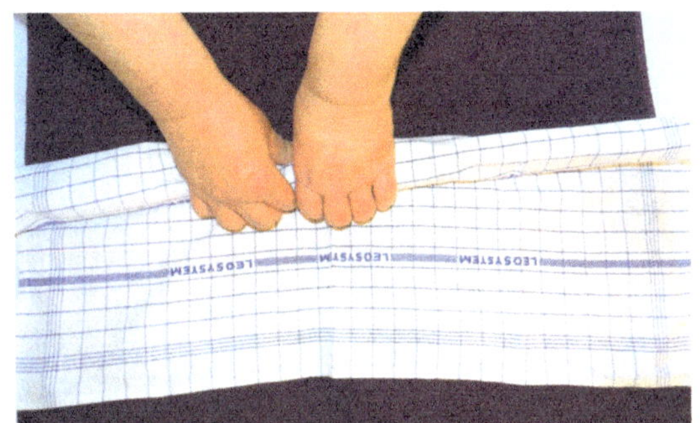

Die vorbereitete kleine feste Rolle wird in ein weiteres Leintuch fest eingerollt.

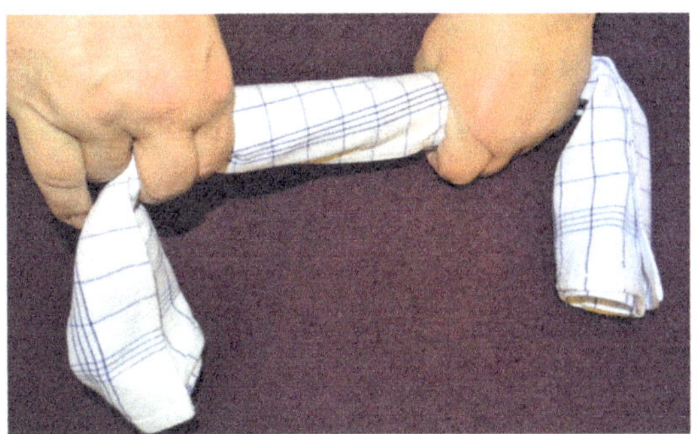

Die fertige Rolle wird wie ein Bonbon an den Enden fest verdreht.

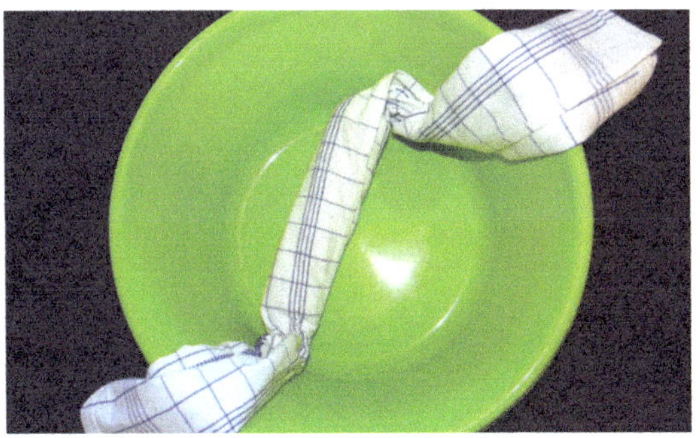

Die fertige Rolle wird nun in eine Schüssel gelegt, so dass die Enden an den Seiten herausragen.

Zum Schutz vor heißem Wasser werden Haushaltshandschuhe angelegt!

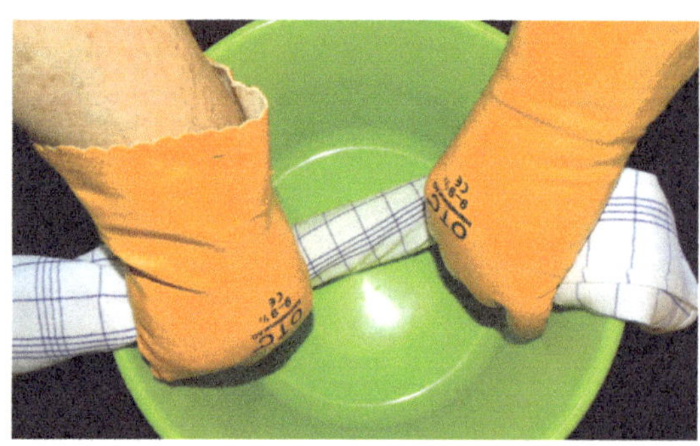

Die vorbereitete Rolle wird nun ausgiebig mit heißem Wasser übergossen.

ACHTUNG: Verbrühungsgefahr!

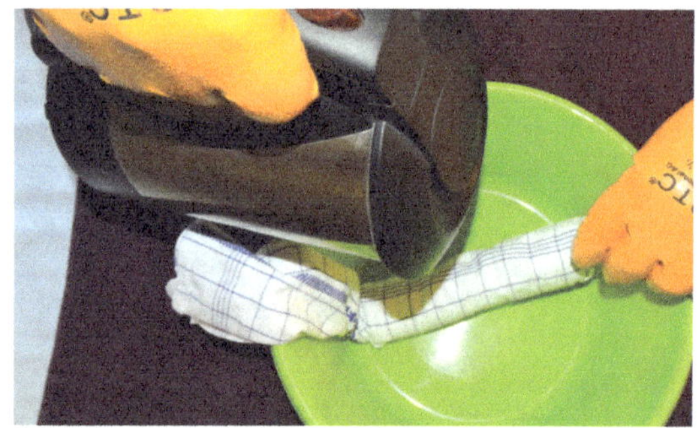

Nun wird die übergossenen Rolle an den Enden angefasst und durch gegeneinander Verdrehen gut ausgewrungen.

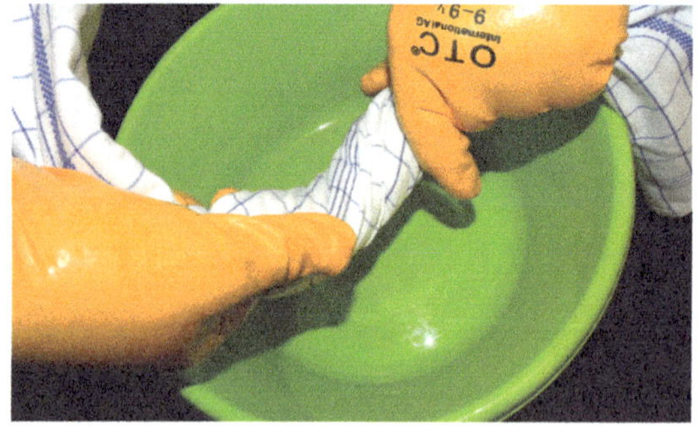

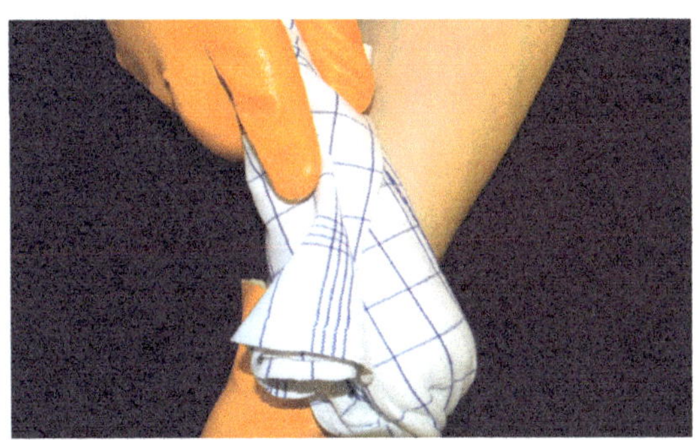

Die Enden der Rolle werden umgeschlagen, damit sich die Rolle nicht lockert. Anschließend erfolgt die Temperaturkontrolle am eigenen Unterarm.

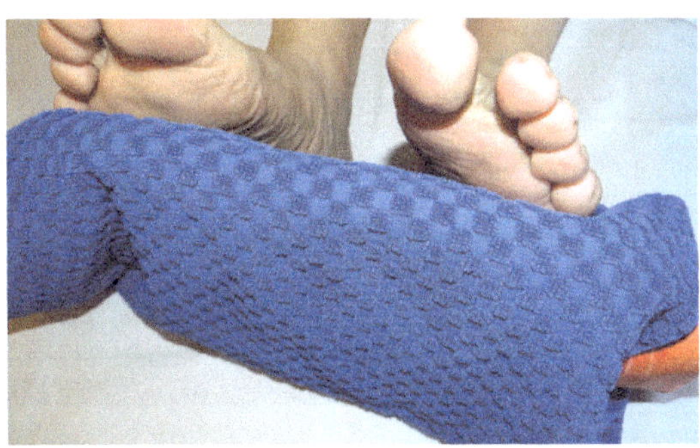

Anlegen einer Wärmflasche

Wenn der Patient unter kalten Füßen leidet, empfiehlt es sich, eine Wärmflasche anzulegen.

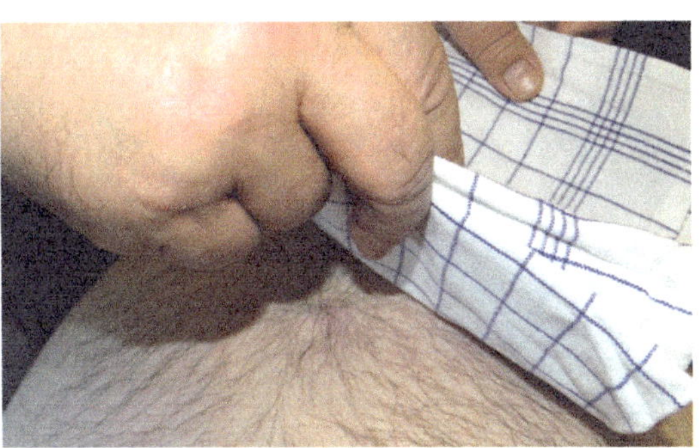

Temperaturkontrolle an der Bauchdecke

Die noch verpackte Rolle wird zügig zum Patienten bewegt und unmittelbar vor ihm ausgerollt und eine Temperaturkontrolle durchgeführt.

Auflegen der heißen Auflage
Nach Temperaturakzeptanz wird die heiße Auflage zügig aufgelegt.

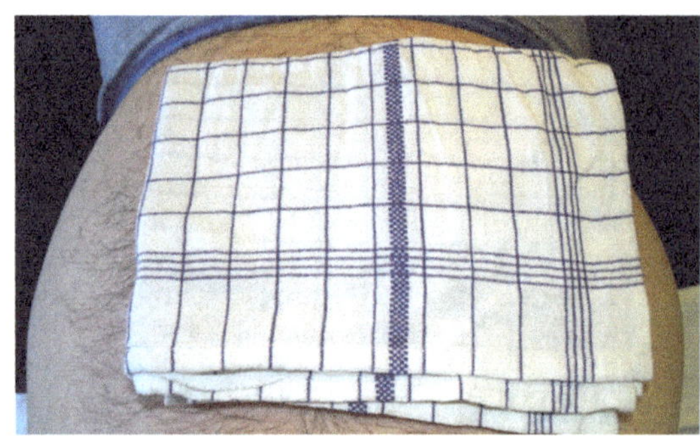

Abdecken der heißen Auflage
Die heiße Auflage wird zügig mit einem Handtuch abgedeckt.

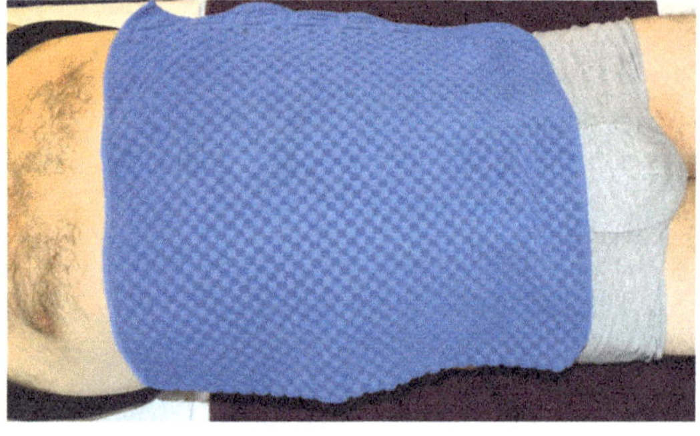

Einwickeln des Patienten
Das unter dem Patienten befindliche Badehandtuch wird nun umgeschlagen und am Patienten fest fixiert.

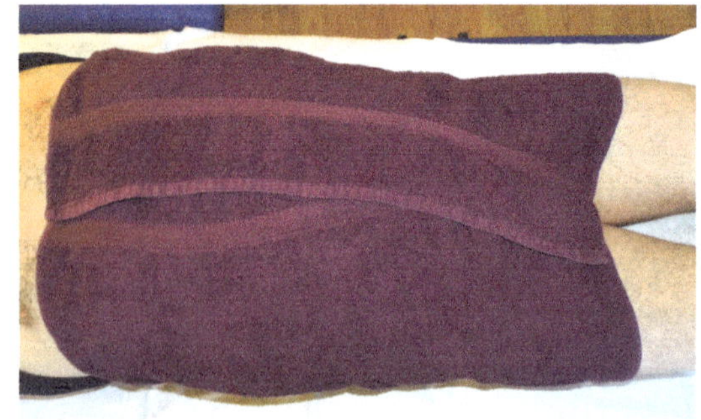

Echte Kamille

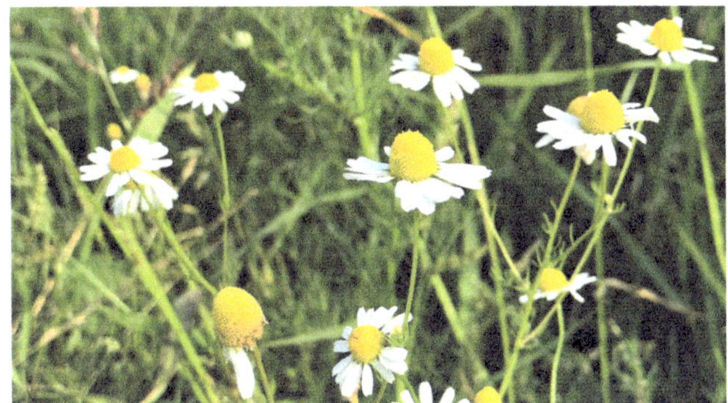

Echte Kamille, Bruchhausen-Vilsen

BOTANISCHER NAME:
Matricaria chamomilla L.
FAMILIE:
Korbblütler (Asteraceae)
HERKUNFT:
fast weltweit
GEWINNUNG:
Aufguss (Tee)

Feucht-heißer Bauchwickel mit Kamillenblütentee

Die Kamille wirkt krampflösend, beruhigend und entzündungshemmend. Zusatz von Kamillenblüten, Flores Chamomillae: Bei Bauchkrämpfen und Blähungen

ACHTUNG:

Patienten nach Allergien befragen, Korbblütlerallergie.

Sechs Esslöffel Kamillenblüten mit einem halben Liter kochendem Wasser übergießen, fünf Minuten abgedeckt ziehen lassen, durch ein Sieb in die Schüssel abgießen, dazu noch einen Liter kochendes Wasser hinzugießen.

Pflanzenportrait

Die echte Kamille darf nicht mit der strahllosen Kamille (Matricaria discoidea) verwechselt werden. Sie wird ähnlich wie die echte Kamille verwendet, allerdings hat sie keine entzündungshemmende Wirkung. Auch ihr Blütenboden ist hohl wie bei der echten Kamille.

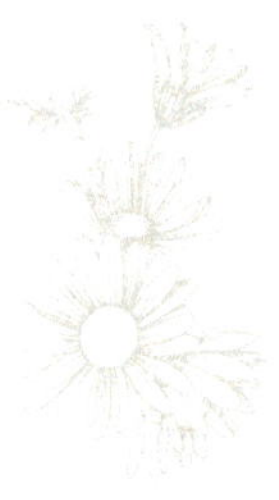

Am leichtesten kann man die echte Kamille mit der Hundskamille (Anthemis arvensis) verwechseln. Ihr Name leitet sich davon ab, dass sie etwas nach Hundeurin riecht.

Die römische Kamille (Anthemis nobilis L.) ähnelt der echten Kamille in ihrer Heilwirkung, die Blüten finden besonders in der Haarkosmetik Verwendung zum Beispiel zum Aufhellen nachgedunkelter blonder Haare.

MERKE:

Die echte Kamille hat einen hohlen Blütenboden und riecht aromatisch!

- Die Blütezeit ist von Mai bis September
- Die verwendeten Pflanzenteile sind die Blütenköpfe (Flores Chamomillae)
- Die wichtigsten Inhaltsstoffe sind ätherisches Öl (alpha-Bisabolol, Chamazulen), Flavonoide, Cumarinderivate, Phenolcarbonsäuren und Schleimstoffe

Wirkung:

- spasmolytisch
- antiphlogistisch
- antiseptisch
- karminativ
- schmerzlindernd
- ulkusprotektiv
- antibakteriell
- granulationsfördernd (lokal)

Anwendungsgebiete (innerlich):

- Magen-Darm-Krämpfe
- entzündliche Erkrankungen des Magen-Darm-Traktes
- bei Magengeschwüren als Rollkur
- entzündliche Erkrankungen der Atemwege

Anwendungsgebiete (äußerlich):

- zur Wundbehandlung
- Spülungen
- Mundspülungen
- Sitzbäder
- Inhalation

Gegenanzeigen:

- Korbblütlerallergie

Bei Entzündungen am Auge sind Kamillenzubereitungen wegen möglicher Reizwirkungen nicht angebracht

HINWEIS:

Bei übermäßigem Gebrauch trocknet die Kamille die Schleimhäute aus!

Quelle

Medizin der Erde; Fischer-Rizzi, Susanne; Taschenbucherstausgabe 11.1999; Wilhelm Heyne Verlag München

Schafgarbe

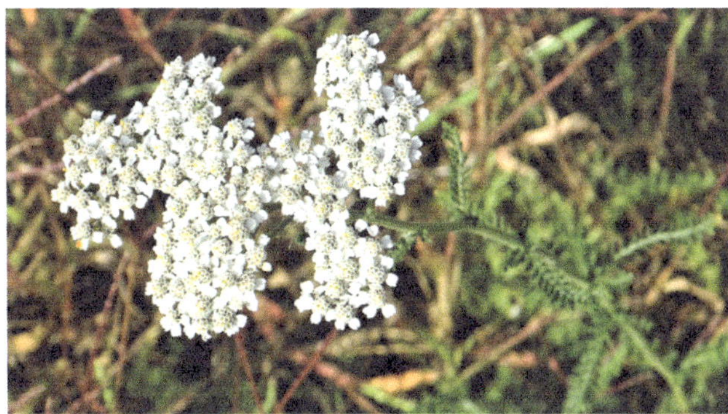

Schafgarbe auf einem Feld entlang der Beelitzer Spargelstraße, Beelitz OT Busendorf

BOTANISCHER NAME:
Achillea millefolium
FAMILIE:
Korbblütler
(Asteraceae)
HERKUNFT:
fast weltweit
GEWINNUNG:
Aufguss (Tee)

Wahrscheinlich waren es Hirten, die beobachtet haben, dass kranke Schafe besonders viel Schafgarbe fressen und sich damit heilen. Daher der Name der Pflanze. In „Achillea" verbirgt sich der Name des berühmten Helden der griechischen Sage Achilles.

Feucht-heißer Bauchwickel mit Schafgarbenkrauttee

Zusatz von Schafgarbenkraut, Millefolii herba: Bei schmerzhaften Krampfzuständen im Bauch- und Beckenbereich, Leber und Gallenbereich, Menstruationsbeschwerden

ACHTUNG:

Patienten nach Allergien befragen, Korbblütlerallergie.

Wirkung:

Spasmolytisch, antiphlogistisch, karminativ und choleretisch. Die Schafgarbe besitzt beruhigende und krampflösende Eigenschaften, die im Bereich des kleinen Beckens wirksam werden.

Zubereitung:

siehe Kamillenblüten.

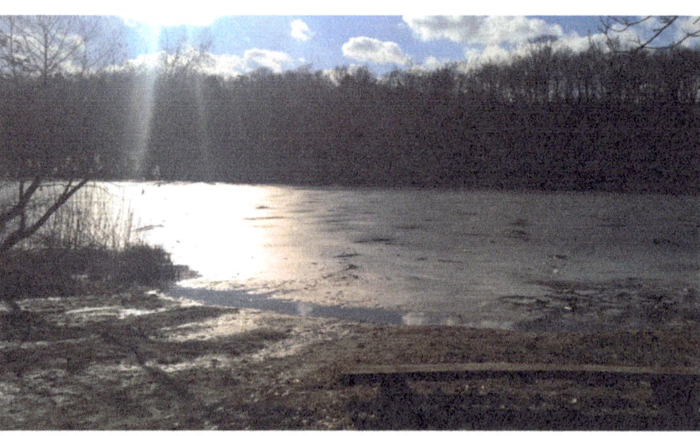

Sonnenuntergang im Winter am Damsdorfer Fenn (Kloster Lehnin)

Epigastrisches Syndrom

Koliken – Blähungen – Völlegefühl – Übelkeit

Zusammenfassung:
Die Patienten klagen oft über Unwohlsein in der Gegend des Epigastriums (Magengrube). Dieses Unwohlsein können sie schlecht beschreiben. Es handelt sich nicht um Schmerz im eigentlichen Sinne, sondern eher um ein Gefühl der Schwere, Fülle, Übelkeit sowie um Blähungen (Flatulenz).

Abgesehen von organischen Ursachen kann dieses Unwohlsein durch andere Ursachen ausgelöst sein.

Ursachen:

- Medikamenten-Nebenwirkungen (zum Beispiel Verstopfung)
- Appetitlosigkeit, latenter anxio-depressiver Zustand)
- Mangel an Bewegung, Bettlägerigkeit, Aszites

Quelle

Handbuch der Palliativpflege, Weissenberger-Leduc, Monique, 4., überarb. und erg. Aufl. 2008, Springer Wien

HEISSER BAUCHWICKEL

Kümmel

BOTANISCHER NAME:
Carum carvi L.
FAMILIE:
Doldenblütler (Apiaceae)
HERKUNFT:
Europa und Asien
GEWINNUNG:
Aufguss (Tee) und Einreibungen

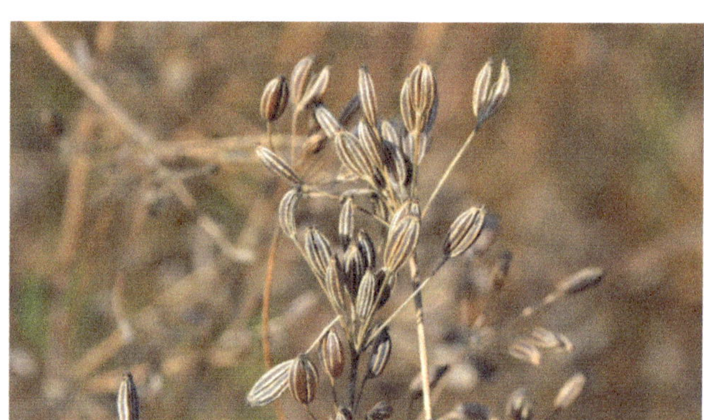

Pflanzenportrait

Der angewandte Pflanzenteil ist die Kümmelfrucht (Fructus Carvi). Der wirksame Inhaltsstoff ist das ätherische Öl.

Kümmel ist eines unserer zuverlässigsten und stärksten karminativen Mittel (blähungstreibend). Er wirkt spasmolytisch an der glatten Muskulatur des Magen-Darm-Traktes und antimikrobiell. Kümmel wirkt motilitätsberuhigend. Seine Verträglichkeit ist sehr gut, unerwünschte Wirkungen sind nicht bekannt.

Eine sehr bewährte Anwendungsform ist die Einreibung der Bauchhaut mit 2%igem Kümmelöl bei Meteorismus mit stark aufgetriebenen und schmerzhaften Leib. Die Wirkung ist außerordentlich rasch und sehr zuverlässig.

Wirkung:

- karminativ (bei enormer Gasbildung)
- entkrampfend (Verdauung)

- antimikrobiell
- beruhigend auf die Motilität (auf den Magen-Darm-Trakt)
- choleretisch (galletreibend)

Anwendungsgebiete:
- Magen-Darm-Koliken
- Rhoemheld-Syndrom

Gegenanzeigen:
- Schwangerschaft (Keine therapeutischen Dosierungen)

Heißer Bauchwickel mit Kümmelfrüchten

Anwendungsgebiete:
- Koliken
- Meteorismus
- Magen-Darm-Störungen
- ggf. epigastrisches Syndrom

Gegenanzeigen:
- unklare Bauchbeschwerden
- akute Blinddarmentzündung
- Fieber
- Blutungen

Wie immer ist vor der Anwendung das Einverständnis sowohl vom Arzt als auch vom Patienten einzuholen.

Zubereitung:
Zwei Esslöffel Kümmelfrüchte (Samen) auf einen halben Liter heißes Wasser geben, 10 Minuten abgedeckt ziehen lassen, abseihen und mit einem halben Liter heißen Wasser zusätzlich verdünnen.

MERKE:

Damit die Wirkstoffe der Kümmelfrüchte besser zum Tragen kommen, ist es sinnvoll, die Kümmelfrüchte vorher in einem Mörser zu zerstoßen.

Durchführung:
siehe heißer Bauchwickel

Melisse (Zitronenmelisse)

BOTANISCHER NAME:
Melissa officinalis L.
FAMILIE:
Lippenblütler (Lamiaceae)
HERKUNFT:
östlicher Mittelmeerraum und Westasien
GEWINNUNG:
Aufguss (Tee)

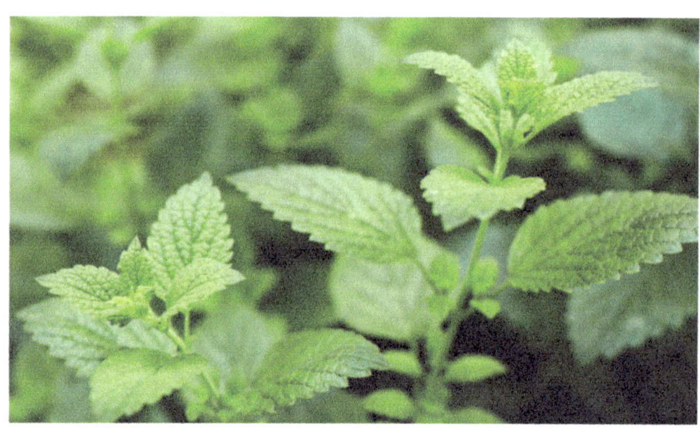

Pflanzenportrait
Der Name Melisse steht im Griechischen für: „Diejenige, die den Honig macht".

Nachdem die Araber die entspannende Wirkung der Melisse auf das Nervensystem und ihre stärkende Einflüsse auf das Herz schätzen gelernt hatten, kultivierten sie die Heilpflanze im 10. Jahrhundert in Spanien.

Karl der Große ordnete den Anbau der Pflanze in seinem „Capitulare de villis" (eine Landgüterverordnung als detaillierte Vorschrift über die Verwaltung der Krongüter) an. Sie wurde deshalb per Verordnung in jedem Klostergarten angebaut.

Die Blätter riechen beim Zerreiben leicht zitronenartig, daher wird sie auch oft Zitronenmelisse genannt.

Angewandten Pflanzenteile sind die Melissenblätter (Folia Melissae).

Zu den wichtigsten Inhaltsstoffen zählen das ätherische Öl, Gerbstoffe (Rosmarinsäure), Flavonoide, Bitterstoffe und Kaffeesäureverbindungen.

Anwendungsgebiete:

- nervöse Herzbeschwerden
- Unruhe
- Angst
- Reizbarkeit
- Kopfschmerzen
- nervös bedingte Einschlafstörungen
- Reizdarm (sie entspannt die Darmmuskulatur)
- Stärkungsmittel in Erkältungszeiten

Wirkung:

- verdauungsfördernd
- beruhigend
- antibakteriell
- karminativ
- choleretisch (galletreibend)
- entkrampfend
- angstlösend
- einschlaffördernd

Was heißt choleretisch?
Stoffe, die die Leberzellen zu vermehrter Sekretion von Galle anregen

Darreichungsformen (innerlich):

- Tee
- Tinkturen
- Frischpflanzenpresssaft

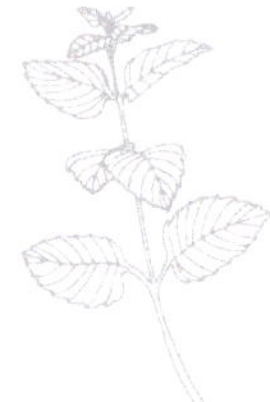

Darreichungsformen (äußerlich):
- Salbe
- Tinkturen
- Auflagen
- Kompressen
- ätherisches Öl

HINWEISE:

Da die Melisse eine antivirale Eigenschaft besitzt, kommt sie auch bei der Behandlung von Lippenherpes zum Einsatz. Es gibt eine fertige Creme mit standardisiertem Melissenblätterextrakt in der Apotheke zu kaufen.

Heißer Bauchwickel mit Melissen-Blätter-Tee

Zubereitung:
4 Esslöffel Melissenblätter in einem Gefäß mit 500 ml heißem Wasser übergießen, 5 Minuten abgedeckt ziehen lassen, durch ein Sieb in die Schüssel abgießen und weitere 500 ml kochendes Wasser zugießen.

Hauptindikation:
Funktionelle Magen-Darm-Beschwerden mit Neigung zum Meteorismus, nervöse Unruhe, insbesondere mit funktionellen Herzbeschwerden und Einschlafstörungen.

Wirkung:
Leicht sedativ, spasmolytisch und karminativ, choleretisch, antibakteriell.

Durchführung:
siehe Bauchwickel

EINFACHE BAUCHEINREIBUNG MIT KÜMMELÖL

Zur Anwendung kommt eine Einmalmischung mit 2%igem Kümmelöl.

Anwendungsgebiete:

- Koliken
- Meteorismus
- Magen-Darm-Störungen
- ggf. epigastrisches Syndrom

Zubereitung einer Einmalmischung mit 2%igem Kümmelöl
10 ml Trägeröl/Basisöl (z. B. Mandelöl-süß)
4 Tropfen Kümmelöl

Gegenanzeigen:

- unklare Bauchbeschwerden
- akute Blinddarmentzündung
- Fieber
- Blutungen
- Hautverletzungen und nässende Hauterkrankungen

Wie immer ist vor der Anwendung das Einverständnis sowohl vom Arzt als auch vom Patienten einzuholen.

Durchführung:
Wir stehen an der rechten Seite des Patienten in Höhe des Bauches. Jetzt erwärmen wir in unseren Händen das entsprechende Öl. Die linke Hand liegt an der rechten Seite des Patienten. Danach legen wir unsere rechte Hand leicht rechts neben dem Bauchnabel auf.

Wir gehen jetzt langsam in einer größer werdenden Spirale im Uhrzeigersinn um den Nabel herum. Im Bereich des Solar-Plexus ist die Berührung sehr zart. Wenn die Spirale an ihrem größten Kreis angekommen ist und die Hand unter dem linken Rippenbogen des Patienten liegt, halten wir einen Moment inne.

Jetzt gleitet die Hand vom Rippenbogen folgend dem Colon descendens und löst sich sanft im Bereich des Colon sigmoideum. Nach der Anwendung mindestens eine halbe Stunde nachruhen.

MERKE:

Die Hand liegt nur leicht anschmiegsam auf der Haut, ohne Betonung des Handballens. Wir drücken und schieben nicht!!

Viele Patienten, die einen Ileus oder eine Darmpassagestörung haben, profitieren von einem heißen Bauchwickel mit Kümmeltee und /oder einer einfachen Baucheinreibung mit 2%igen Kümmel-Öl Mischung.

Diese Begleitmaßnahmen lindern bei vielen Patienten die vorhandenen Bauchschmerzen, Koliken werden reduziert. Das Gefühl der Bauchdeckendehnung lässt nach.

Quelle

WALA Pflege Kompendium; Brückel, Ines und Deman-Metschies, Catharina; 4. überarbeitete Auflage, 09.2011; WALA Heilmittel GmbH; Seiten 134 ff

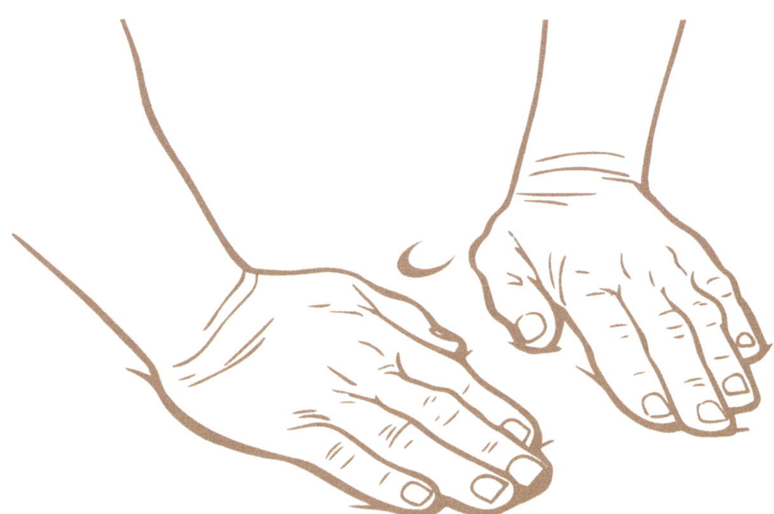

Harnverhalt oder Harnwegsinfektion

Zitroneneukalyptus

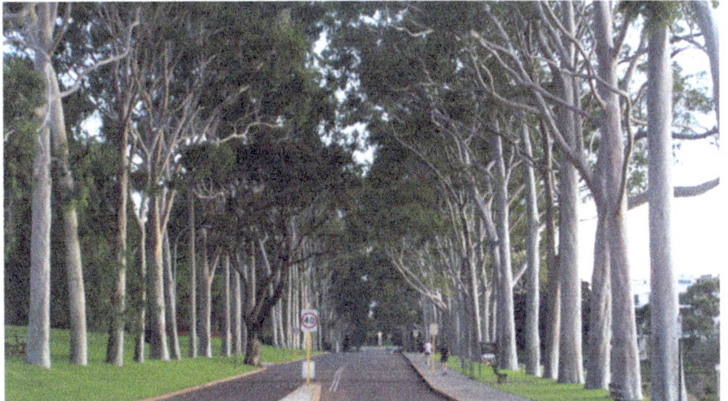
Zitroneneukalyptus, Fraser Avenue, Kings Park, Western Australia

BOTANISCHER NAME:
Eucalyptus (Corymbia) citriodora
FAMILIE:
Myrtengewächse (Myrtaceae)
HERKUNFT:
Australien, Brasilien und Indien
GEWINNUNG:
Wasserdampfdestillation für das ätherische Öl

Pflanzenportrait

Die verwendeten Pflanzenteile zur Ölgewinnung sind die Blätter und Zweigspitzen

Wirkung (Öl):

- entzündungshemmend
- schmerzstillend
- beruhigend
- krampflösend

Gegenanzeigen:

- Bei normaler Anwendung ist das Öl sehr gut verträglich

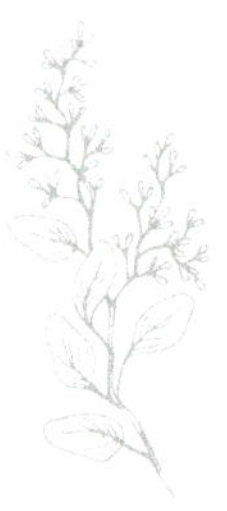

- Bei altem Öl sind Hautreizungen und allergische Reaktionen möglich

DIE TEMPERIERTE EUKALYPTUSÖL-KOMPRESSE

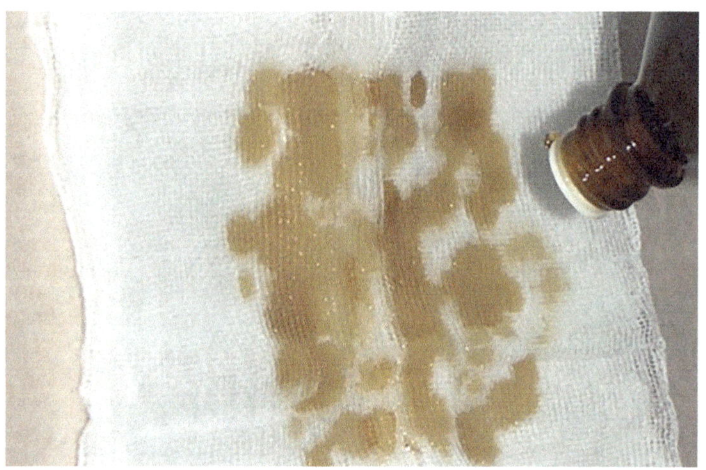

Vorbereitung
die temperierte 2%ige Eukalyptusölauflage

Auflagebereich:

- Unterbauch, oberhalb der Symphyse (Blasengegend)

Wirkung:

- entkrampfend, schmerzlindernd, durchblutungsfördernd, blasendesinfizierend, antiviral, antibakteriell und harntreibend.

Eukalyptusart:
Eucalyptus (Corymbia) citriodora (Zitroneneukalyptus)

Ziele:

- Schmerzlinderung
- Begleitende Unterstützung der ärztlichen Maßnahmen

Anwendungsgebiete:

- Harnverhalt
- Blasenentzündung (unterstützend)

Gegenanzeigen:
Allergien und Abneigung gegen das Eukalyptusöl

Cave:
Zum Einsatz kommt nur der Zitroneneukalyptus (Eukalyptus (Corymbia) citriodora).

Die richtige Eukalyptusart: Bitte den Zitroneneukalyptus (Eukalyptus (Corymbia) citriodora) nicht mit dem blauen Eukalyptus (Eukalyptus globulus) verwechseln, der typischerweise als Erkältungsöl angewandt wird. Der Zitroneneukalyptus hat ganz andere Wirkstoffe und Eigenschaften.

Dosierung für Erwachsene:
2%ige Eukalyptusöl-Mischung

Material:

- zwei Wärmflaschen
- Alufolie oder Butterbrotpapier
- Unsterile Kompresse 10 x 10 cm
- 2%ige Eukalyptusöl-Mischung (Einmalmischung), als Basisöl verwenden wir das Mandelöl süß (4 Tropfen Eukalyptusöl auf 10 ml Basisöl)
- Ein Handtuch zum Warmhalten.

Rechtliche Hinweise:
Die Pflegekraft muss sich im Vorfeld über die Anwendung, Wirkung, Wechsel- und Nebenwirkungen sowie Gegenanzeigen der einzelnen Öle informieren (siehe Standard-Öle).

Vor der Durchführung den Patienten über Allergien und Unverträglichkeiten befragen. Der Patient wird über die bevorstehende Maßnahme informiert und dessen Einverständnis eingeholt.

Diese Maßnahme muss vom Arzt schriftlich angeordnet werden, da es sich hierbei um Behandlungspflege handelt. Dies wird schriftlich im Pflegebericht dokumentiert.

Durchführung:
Wärmflaschen flach mit heißem Wasser füllen. Wer keine Wärmflaschen zur Verfügung hat, kann die vorbereitete Ölkompresse auch auf einem Teller, der auf einen Topf mit kochendem Wasser gelegt wird (nicht in der Mikrowelle), erwärmen. Die Kompresse auf die Alufolie oder auf Butterbrotpapier auslegen. Die Kompresse mit 20 bis 30 Tropfen des Ölgemisches beträufeln. Die Ölkompresse wird jetzt in Alufolie oder Butterbrotpapier eingewickelt und zwischen zwei Wärmflaschen gelegt. Dauer ca. 5 Minuten, körperwarm.

Den Patienten in eine angenehme Lage bringen, vorher eventuell zur Toilette schicken und das Zimmer nochmals durchlüften. Die Klingel in Reichweite des Patienten legen. Das Handtuch wird vor der Anwendung durch Umwickeln der Wärmflaschen miterwärmt. Wir gehen mit den beiden Wärmflaschen zum Patienten hin. Vor Ort entnehmen wir zwischen den Wärmflaschen die Ölkompresse und legen die nicht zu heiße Ölkompresse mit der öligen Seite auf die Blasengegend (ohne Alufolie beziehungsweise Butterbrotpapier). Diese wird jetzt mit dem erwärmten Handtuch abgedeckt. Den Patienten gut in Decken einhüllen, Füße warm halten, ggf. eine Wärmflasche an die Füße anlegen.

Auflagedauer:
Ca. 30 Minuten, jedoch nicht länger als der Patient dies als angenehm empfindet.

Häufigkeit:
Ein- bis zweimal pro Tag, bis die Beschwerden nachlassen.

Nebenwirkung:
Bei normaler Dosierung/Anwendung keine.

Nachsorge:

- Beim Entfernen der Kompresse zügig arbeiten, darauf achten, dass der Patient nicht auskühlt.
- Bei empfindlicher Haut die Auflagestelle mit einem Hautpflegeöl einreiben.
- Den Patienten noch 30 Minuten durchgewärmt nachruhen lassen.

Dokumentation:

Schriftlicher Vermerk über die Durchführung der Maßnahme, über Auffälligkeiten, Besonderheiten sowie Wirkung im Pflegebericht und im Dokumentationsblatt für „Komplementärpflegerische Maßnahmen".

FALLBEISPIEL

Es ist 2014, ein 27-jähriger Patient kommt notfallmäßig in die Erste Hilfe.

Der Arzt der ITS diagnostiziert den Verdacht einer akuten Bauchspeicheldrüsenentzündung aufgrund Alkoholmissbrauchs (C2-toxische akute Pankreatitis) und den Verdacht eines Harnverhalts. Einen Blasenverweilkatheter lehnt der Patient ab.

Der Patient war damit einverstanden, es mit einer temperierten Eukalyptusölkompresse zu probieren. Bereits eine halbe Stunde nach der ersten Auflage konnte der Patient spontan Urin lassen. Davon war die Intensivschwester so begeistert, dass sie danach öfters auf der Palliativstation anrief und nachfragte, ob wir komplementärpflegerische Begleitmaßnahmen bei den verschiedensten Symptomen wüssten.

Beinödeme

DER MEERSALZWICKEL

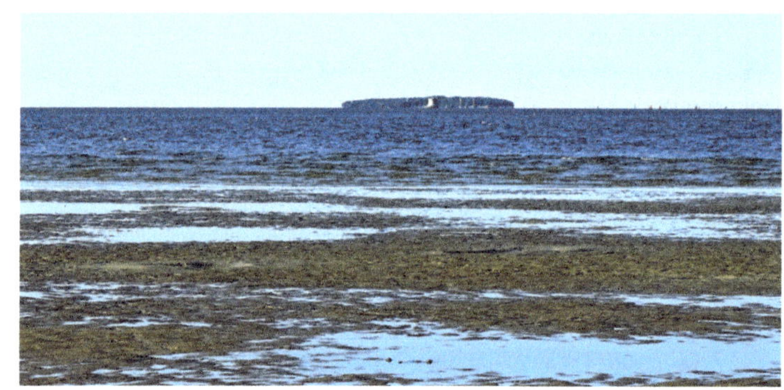

Ostseestrand, Greifswalder Bodden, Blick von Kröslin OT Freest zur Insel Ruden

Anwendungsgebiet:
Fuß- und Unterschenkelödeme

Ziel:
Als begleitende pflegerische Maßnahme beim Lymphödem

Wirkung:

- Lymphfluss anregend
- Diurese anregend
- fördert das Wohlbefinden

Materialien:

- Meersalz
- Zypressen- oder Wacholderbeeren-Öl
- Waschschüssel mit lauwarmem Wasser
- sechs Geschirrhandtücher
- ein großes Badehandtuch
- wasserundurchlässige Unterlage

Vorgehensweise:
Man gibt drei Handvoll Meersalz und drei bis fünf Tropfen Zypressen-Öl oder Wacholderbeeren-Öl in die schon mit lauwarmem Wasser vorbereitete Waschschüssel.

Vor dem Lösen des Meersalzes im Wasser wird das entsprechende Öl auf das Meersalz getropft. Eine wasserundurchlässige Unterlage liegt vorbereitet unter den Beinen.

Jetzt werden die Hand-/Küchentücher (Baumwoll-/Leintücher) in die Waschschüssel eingetaucht, ausgewrungen, und zwar so, dass die Handtücher noch gut feucht sind. Jetzt werden die Handtücher von den Füßen über die Waden bis zu den Knien umwickelt.

Danach werden die Beine hochgelagert. Zum Schluss werden die Beine mit einem Handtuch (Frotteetuch) abgedeckt (Schutz vor Auskühlung).

Anwendungsdauer und Häufigkeit:
Dieser Vorgang kann bis zu drei Mal zu je 10 Minuten wiederholt werden. Im Anschluss erfolgt eine Nachruhezeit von 30 Minuten.

Während der Maßnahme hat eine engmaschige Kontrolle des Patienten zu erfolgen, die Patientenklingel liegt in Reichweite des Patienten.

Bitte nicht abends anwenden, da stark entwässernde Wirkung.

Dieser Wickel belastet das Herz-Kreislauf-System stark. Achtung bei schweren Herzerkrankungen. Bei Neigung zu niedrigem Blutdruck muss eine Blutdruckkontrolle vor der Maßnahme erfolgen.

MERKE:

Vor dieser Anwendung müssen sowohl das Einverständnis des Patienten als auch eine schriftliche ärztliche Anordnung erfolgen, da es sich hier um Behandlungspflege handelt!

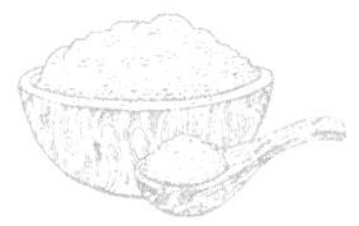

Bitte den Patienten vor der Anwendung nach Allergien befragen.

Wirkung von Zypressen-Öl (Cupressus sempervirens) körperlich:

- adstringierend (zusammenziehend, straffend)
- die Venenwände stärkend (phlebotonisch)
- stark entstauend auf das lymphatische System
- leicht aquaretisch
- Cave > nicht anzuwenden bei Mastopathie

Wirkung von Wacholderbeeren-Öl (Juniperus communis) körperlich:

- fördert die Wasserausscheidung
- wirkt mild harntreibend
- entgiftend
- antibakteriell
- tonisierend
- das Bindegewebe festigend

Wirkung von Meersalz:

- hautpflegend
- dient als Emulgator
- osmotisch (zieht das Wasser aus dem Gewebe)

Cave:
Die hier eingesetzten ätherischen Öle dürfen nie pur auf der Haut angewandt werden.

Dokumentation:
Die Durchführung, seine Wirkung, als auch eventuell auftretende Nebenwirkungen werden im Pflegebericht schriftlich dokumentiert und dem behandelnden Arzt mitgeteilt.

Unruhe, Angst und Schlafstörungen

TEMPERIERTE LAVENDELÖLKOMPRESSE

Ziele:

- Verbesserung der Schlafqualität bei Ein- und Durchschlafstörungen
- beruhigende Wirkung bei Unruhe und Nervosität
- entspannende und angstmindernde Wirkung im Sterbeprozess
- Verbesserung der Atmungsqualität durch regelmäßigere, tiefere und ruhigere Atmung
- krampflösende Wirkung bei Schmerzen

MERKE:

Der Lavendel wirkt je nach Bedarf beruhigend oder auch belebend.

Auflagebereich:
Brustbein

Wirkung:
beruhigend, entkrampfend, schmerzlindernd, ausgleichend, stimmungsaufhellend, stressmindernd

Durch die Wärmewirkung der Kompresse wird die Aufnahme der Wirkstoffe des Lavendelöls über die Haut gefördert und verstärkt. Auch werden die Wirkstoffe über die Atmung durch die Riechzellen aufgenommen.

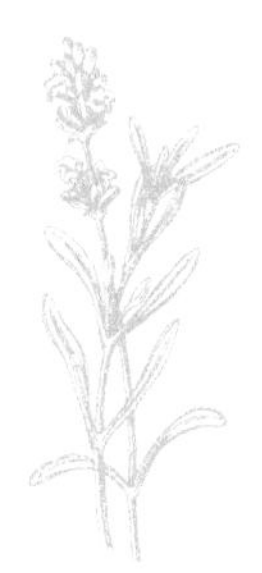

Lavendelart:
Lavendelöl „fein".

Dosierung:

- Gesunde Erwachsene – 2%ige Lavendelölmischung
- Kranke und in der Sterbephase – 0,5 bis max. 1%ig. Lavendelölmischung

Gegenanzeigen:

- bei Abneigung gegen den Lavendelduft
- bei Allergien gegen Lavendel
- Kinder unter zwei Jahren
- in der Schwangerschaft:
  bei Frauen mit problematischer Schwangerschaft und bei Frauen, die Fehlgeburten hinter sich haben
  bei normaler Schwangerschaft ab dem 5. Schwangerschaftsmonat mit größter Vorsicht (als Einreibung)

Material:

- eine unsterile Kompresse 10 x 10 cm
- ein Handtuch zum Abdecken und Warmhalten
- zwei Gummiwärmflaschen
- Alufolie oder Butterbrotpapier ca. dreimal so groß, wie die unsterile Kompresse
- eine hergestellte zum Beispiel 1%ige Einmalmischung zum sofortigem Gebrauch: Lavendelölgemisch (10 ml süßes Mandelöl und 2 Tropfen Lavendelöl)

Durchführung:
Wärmflaschen flach mit heißem Wasser füllen. Wer keine Wärmflaschen zur Verfügung hat, kann die vorbereitete Ölkompresse auch auf einem Teller, der auf einen Topf mit kochendem Wasser gelegt wird (nicht in der Mikrowelle), erwärmen. Die Kompresse auf die Alufolie oder auf Butterbrotpapier auslegen. Die Kompresse mit 20 bis 30 Tropfen des Ölgemisches beträufeln. Die Ölkompresse wird jetzt in Alufolie

oder Butterbrotpapier eingewickelt und zwischen zwei Wärmflaschen gelegt. Dauer ca. 5 Minuten, körperwarm.

Den Patienten in eine angenehme Lage bringen, vorher eventuell zur Toilette schicken und das Zimmer nochmals durchlüften. Die Klingel in Reichweite des Patienten legen. Das Außentuch wird vor der Anwendung im Bett positioniert. Wir gehen mit den beiden Wärmflaschen zum Patienten hin.

Vor Ort entnehmen wir zwischen den Wärmflaschen die Ölkompresse und legen die nicht zu heiße Ölkompresse mit der öligen Seite auf das Brustbein (ohne Alufolie beziehungsweise Butterbrotpapier). Jetzt wird ein Handtuch zum Warmhalten auf die Ölkompresse gelegt. Den Patienten gut in Decken einhüllen, Füße warm halten, ggf. eine Wärmflasche an die Füße anlegen.

Vor der Durchführung den Patienten über Allergien und Unverträglichkeiten befragen. Der behandelnde Arzt sowie der Patient werden über die bevorstehende Maßnahme informiert und deren Einverständnis eingeholt. Dies wird schriftlich im Pflegebericht dokumentiert.

Cave:
Man darf auf keinen Fall pures 100%iges ätherisches Öl verwenden, sondern muss dieses immer verdünnen, da es sonst zu Hautreizungen und allergischen Reaktionen kommen kann!

Nachsorge:

- Beim Entfernen der Kompresse zügig arbeiten, darauf achten, dass der Patient nicht auskühlt.
- Bei empfindlicher Haut die Auflagestelle mit einem Hautpflegeöl einreiben.
- Den Patienten noch 30 Minuten durchgewärmt nachruhen lassen.

Dokumentation:
Schriftlicher Vermerk über die Durchführung der Maßnahme, über Auffälligkeiten, Besonderheiten sowie Wirkung im Pflegebericht und im Dokumentationsblatt für „Komplementäre Pflegemaßnahmen".

Auflagedauer:
Solange der Patient dies als angenehm empfindet

Häufigkeit:
einmal pro Tag an bis zu fünf Tagen, danach zwei Tage pausieren, nicht länger als 4 Wochen.

Nebenwirkung:
Bei normaler Dosierung – keine, bei Überdosierung ist eine paradoxe Wirkung möglich.

Lavendel

BOTANISCHER NAME:
Lavandula angustifolia
FAMILIE:
Lippenblütler
(Lamiaceae)
HERKUNFT:
Frankreich und andere Mittelmeerländer
GEWINNUNG:
Blütenrispen für das ätherische Öl

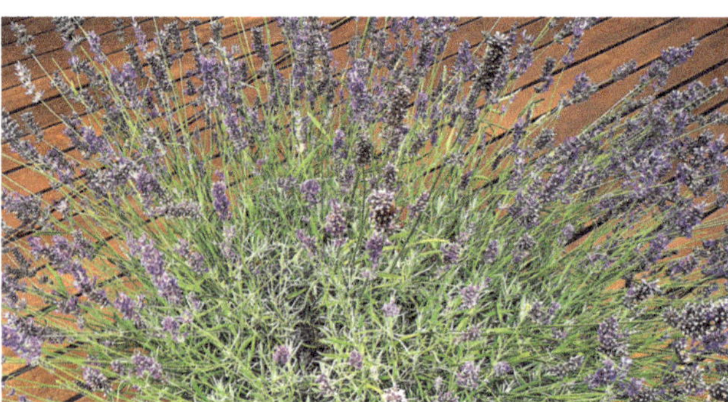

Lavendel

Der Lavendel ist für uns das Antistressöl, das Notfallöl
Die verwendeten Pflanzenteile zur Ölgewinnung sind die Blätter und Zweigspitzen.

Es gibt über 25 verschiedene Lavendelarten:

- Lavendel fein (Lavandula angustifolia (officinalis). Wächst an schattigen Hängen in 700 bis 900 m Höhe.
- Lavendel extra/Berglavendel. Aus hochwachsender Wildsammlung, Hand geerntet. In den Höhen der Provence. Höhenlage über 900 m bis 1.800 m. Beste Qualität.
- Speiklavendel (Lavandula latifolia). Wächst ca. in 800 m Höhe in Südlage, frostempfindlich.
- Lavandin ist eine Kreuzung zwischen Speiklavendel und Lavendel fein.

Für uns sind nur die beiden ersten Lavendel-Arten relevant, die anderen haben andere Eigenschaften.

Sowohl Lavendel fein als auch Lavendel extra sind Berglavendel und unterscheiden sich lediglich in der Wirkstoffzusammensetzung bedingt durch die Höhenlage, in der sie wachsen.

Die wichtigste Eigenschaft des Lavendels ist die ausgleichende Wirkung. Der Lavendel wirkt je nach Bedarf beruhigend oder auch belebend.

Anwendungsgebiete:

- Schlafstörungen
- depressive Verstimmung
- innere Unruhe
- Nervosität
- motorische Unruhe in den Beinen und Armen
- Verkrampfungen jeglicher Art
- Verspannungen
- Juckreiz
- Verbrennungen 1. Grades, bei Sonnenbrand
- bei Stich- und Schürfwunden
- Geschwüre
- Narben
- Insektenstiche

Lavendelöl entkrampft sowohl auf der körperlichen als auch auf der seelischen Ebene.

- zur Dekubitusprophylaxe
- bei Herzklopfen
- nervöse Herzbeschwerden
- Bluthochdruck
- Kopfschmerzen (insbesondere Spannungskopfschmerz)
- Vorstadien einer Migräne
- Asthma
- Bronchialkrämpfe

Körperliche Wirkung:

- beruhigend
- krampflösend
- entzündungshemmend
- zellregenerierend
- schmerzlindernd
- antibakteriell
- antimykotisch
- brechreizberuhigend

psychisch-geistige Wirkung:

- entspannend
- angstmindernd
- ausgleichend (es führt zur Mitte zurück)
- es schafft die nötige innere Ruhe, um neue Energie tanken zu können
- erfrischend
- sanft belebend
- tonisierend bei Ermüdung.

Gegenanzeigen:

- Allergische Reaktionen auf das ätherische Öl
- Abneigung gegen den Duft des Lavendels
- Kinder unter 2 Jahren
- ab dem fünften Schwangerschaftsmonat mit größter Vorsicht (als Einreibung)

DER HERZSALBENLAPPEN

Der Herzsalbenlappen wird mit „Aurum/Lavandula comp." Creme von Weleda® (PZN 5486668) hergestellt.

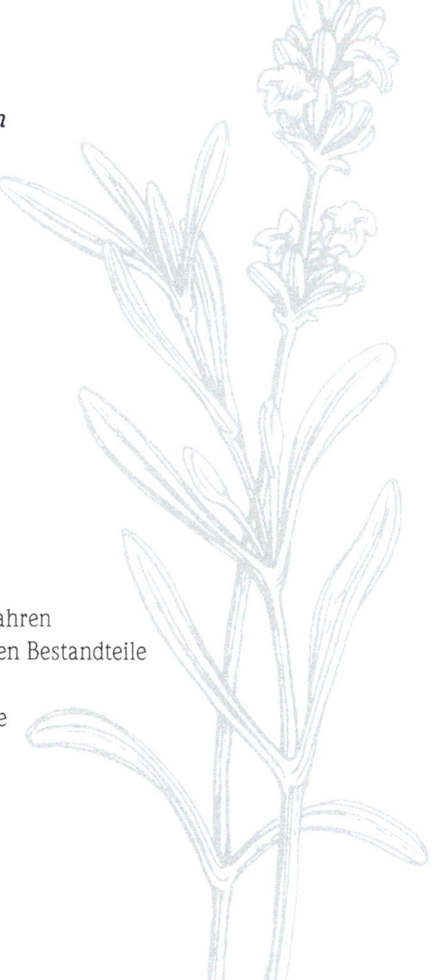

Anwendungsgebiete:

- Angst
- Unruhe
- *Entscheidungshilfe zwischen den Welten*
- Schlafstörungen
- Herzrasen
- unruhiger Puls
- Nervosität
- Herzklopfen

Inhaltsstoffe:

- Aurum metallicum praeparatum D4
- Lavendelöl
- Rosenblüten-Extrakt

Gegenanzeigen:

- Wunden
- entzündete Hautflächen
- bei Säuglingen und Kleinkindern unter 3 Jahren
- Allergie gegenüber Lavendelöl oder sonstigen Bestandteile in der Creme (siehe Beipackzettel)
- Bei Unverträglichkeit einer der Inhaltsstoffe

Bei Unsicherheit bitte nochmals vorher die Packungsbeilage durchlesen!

Wirkung:
über die Haut und über den Geruchssinn

MERKE:

Da es sich hierbei um ein Arzneimittel handelt, muss der Arzt dies anordnen.

Material:

- ein Holzspatel
- Aurum/Lavandula comp. Creme
- unsterile Kompresse 10 × 10 cm oder Leinenläppchen gleicher Größe
- ein Handtuch zum Warmhalten
- Fixierpflaster

Durchführung:

Wir bestreichen die gesamte Kompresse mit Aurum/Lavandula comp. Creme mittels Holzspatel. Danach legen wir die Kompresse mit der bestrichenen Seite auf die Mitte des Brustbeines des Patienten und fixieren diese mittels Heftpflaster.

Anwendungsdauer und -zeitpunkt:

- Solange der Patient dies als angenehm empfindet.
- Der Herzsalbenlappen kommt abends und bei Bedarf zur Anwendung.
- Auch diese Kompresse kann bei Bedarf leicht angewärmt werden (zwischen zwei Wärmflaschen).

Hauptwirkung:

Der Lavendel wirkt ausgleichend, entspannend und Angst mindernd. Bei Angst und Spannungszuständen mit flacher und rascher Atmung fördert der Duft des Lavendels die Einatmung durch die Nase und bewirkt dadurch eine intensivere und ruhigere Atmung. Lavendelöl hat eine wohltuende Wirkung bei allen Gemütszuständen.

Die Rose wirkt ausgleichend auf den ganzen Körper. Sie gibt uns die Gelassenheit, Dinge hinzunehmen, die wir nicht ändern können. Die

Rose spendet Trost bei Kummer und Leid und löst seelische Verspannungen. Die Rose labt ein trauriges Herz und öffnet für Liebe, Freundlichkeit und Mitgefühl.

Aurum (Gold), das Lichtmetall: Aurum verbindet die Qualitäten von Licht und Schwere. Damit nimmt es die Situation des sterbenden Menschen auf, der sich der Schwere seines Leibes oft durch Unruhe und Versuche des Sich-Abdeckens und Entkleidens oder gar durch das versuchte Aufstehen entledigen will, um sich dem schon gefühlten Licht zu nähern.

Quelle

Palliativmedizin; https://www.anthromedics.org/PRA-0561-DE; Girke, Matthias; Letzte Aktualisierung: 21.03.2019; Anthromedics

Begleitung des sterbenden Patienten; https://www.anthromedics.org/PRA-0983-DE; Girke, Matthias und Heine, Rolf; Letzte Aktualisierung: 15.05.2021; Anthomedics

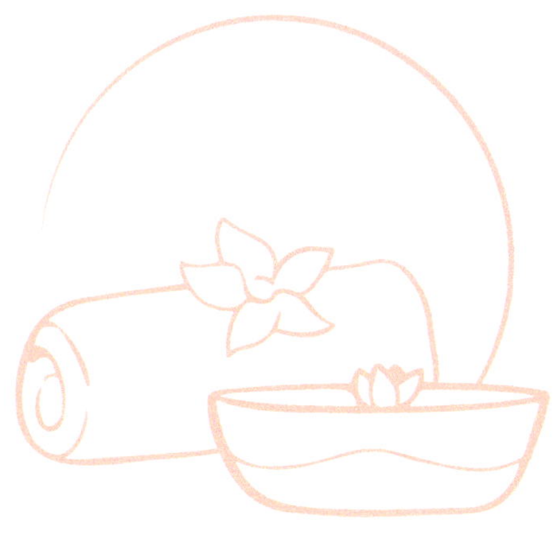

Atembeschwerden

Thymian

BOTANISCHER NAME:
Thymus vulgaris
FAMILIE:
Lippenblütler (Lamiaceae)
HERKUNFT:
europäischer Mittelmeerraum
GEWINNUNG:
Wasserdampfdestillation für das ätherische Öl
Aufguss (Tee)

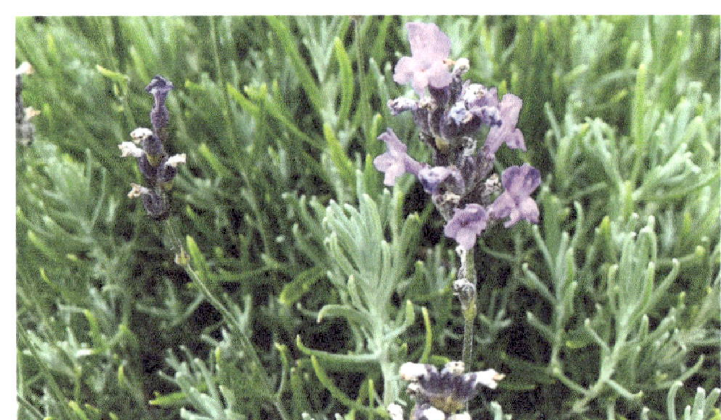

Echter Thymian, Bruchhausen-Vilsen

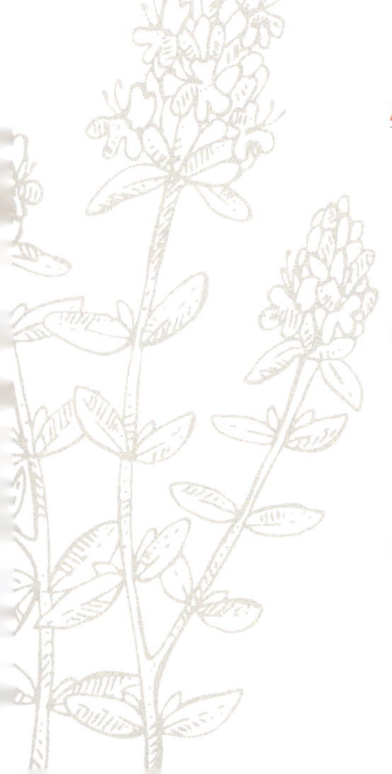

ACHTUNG:

Wir verwenden in der Aromapflege ausschließlich das Thymianöl „Thymian-Öl c. t. Linalool"! Es ist das verträglichste der Thymianöle.

Inhaltsstoffe (Öl):

- Thymol
- Carvacrol
- Geraniol
- Linalool

Inhaltsstoffe (Kraut):

- Thymol
- Carvacrol

- Gerbstoffe
- Flavonoide
- Saponine
- Kaffee- und Rosmarinsäure

Wirkung (Öl):
- bronchospasmolytisch
- expektorierend (sekretomotorisch, sekretolytisch, spasmolytisch)
- antibakteriell
- antituissiv

Wirkung (Kraut):
- entzündungshemmend
- expektorierend (sekretomotorisch, sekretolytisch, spasmolytisch)
- antibakteriell
- antiseptisch

FEUCHT-HEISSER BRUSTWICKEL MIT THYMIANKRAUTTEE

Anwendungsgebiete:
- trockener Husten
- festsitzender Husten mit ungenügendem Auswurf
- bei krampfartigem Husten
- Bronchitis
- unterstützend zur Pneumonie-Prophylaxe

Gegenanzeigen:
- Fieber
- Allergie
- starke Herz- und Kreislaufbeschwerden (Hypertoniker vertragen oft keine heißen Anwendungen zentral am

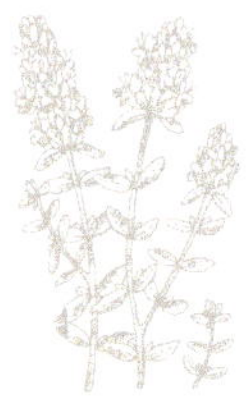

Körperstamm sowie zirkulär angelegte Wickel, bei Hypotonikern kann eine intensive Wärme zu Schwindel und Kreislaufschwäche führen)

- allgemeine Schwäche
- bei akuten Entzündungen (Hier verschlimmern sich die Beschwerden unter Wärme)

angewandter Pflanzenteil:
Thymiankraut – Thymi herba

Material:

- ein Paar dickere Haushaltshandschuhe (Schutz vor Verbrühung)
- eine Schüssel passend für 1½ l kochendes heißes Wasser
- ein Gefäß passend für 2 l Tee
- ein Esslöffel
- ein Innentuch (Geschirrhandtuch)
- ein Abdecktuch/Zwischentuch (Frottierhandtuch)
- ein Außentuch (Badehandtuch)
- ein zweites zusätzliches Geschirrtuch als Auswringtuch
- ein Wasserkocher
- Zusatz Thymiankrauttee
- ein Teesieb

Vorbereitung:
Thymiankrauttee:
Vier Esslöffel Thymiankraut in einem Gefäß mit einem halben Liter kochenden Wasser übergießen, fünf Minuten abgedeckt ziehen lassen, durch ein Sieb in die Schüssel geben und noch einen Liter kochendes Wasser hinzugeben.

ACHTUNG:

Den Patienten nach Allergien befragen.

Bevor der Patient sich in das vorbereitete Bett legt (das Außentuch liegt schon vorbereitet im Bett), sollte er vorher nochmals das WC aufsuchen. Das Zimmer vorher lüften und für angenehme Raumtemperatur sorgen.

Störquellen vermeiden, wie zum Beispiel TV und Visite. Das Anbringen eines Schildes an der Zimmertür mit der Aufschrift „Bitte nicht stören" hat sich hier bewährt. Dafür sorgen, dass der Patient warme Füße hat, ggf. eine Wärmflasche vorher anlegen.

Durchführung:
Das Innentuch wird jetzt im Brustformat zurechtgelegt, es sollte möglichst 4 bis 6-fach gelegt sein und danach zu einer Rolle geformt werden.

Jetzt wird das Innentuch in das Auswringtuch eingerollt und in die Schüssel gelegt. Nun übergießen wir die Rolle mit dem vorbereiteten Thymiankrauttee, es muss gut durchtränkt sein.

Der Patient liegt in entspannter Position im Bett, eine Knierolle oder ein Kissen wird angelegt. Jetzt wringen wir die heiße Rolle so stark wie möglich aus. Ein zu nasses Tuch kühlt schneller aus. Vorher haben wir unsere Haushaltshandschuhe angezogen.

Damit es bis zum Anlegen intensiv warm bleibt, belassen wir das Innentuch im Auswringtuch. Am Patientenbett wird nun das Innentuch ausgepackt, die Temperatur an unserem Unterarm geprüft. Jetzt testen wir vorsichtig am Patienten durch zügiges, mehrmaliges Auflegen und Entfernen, wie das heiße Innentuch vertragen wird. Bei guter Verträglichkeit, wird das Innentuch zügig auf den Brustbereich aufgelegt und mit dem Zwischentuch abgedeckt.

Jetzt wird der Patient mit dem Außentuch luftdicht eingewickelt. Auf Kältebrücken und Durchzug achten. Der Patient wird jetzt warm zugedeckt, die Klingel liegt in seiner Reichweite.

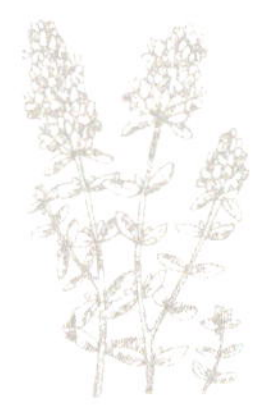

ACHTUNG:

Klagt der Patient über ein Brennen auf der Haut, wird das Innentuch sofort entfernt und belüftet, bis es vertragen wird und dann neu angelegt. Der Patient wird daher regelmäßig überwacht.

Nachbereitung:
Nach Entfernen des Wickels die Haut gut trocknen und den Patienten wieder warm zudecken. Patient soll mindestens 30 Minuten nachruhen und danach sollte ggf. eine Kreislaufkontrolle erfolgen. Später ist die Haut mit einem Pflegeöl einzureiben.

Anwendungsdauer:
Solange der Patient den Wickel als angenehm und warm empfindet

Anwendungshäufigkeit:
1 × täglich über 5 Tage

TEMPERIERTE THYMIANÖL-KOMPRESSE ALS BRUSTAUFLAGE

ACHTUNG:

Wir verwenden in der Aromapflege ausschließlich das Thymianöl „Thymian-Öl c. t. Linalool“! Es ist das verträglichste der Thymianöle.

Anwendungsgebiete:

- Starker Hustenreiz
- Keuchhusten (Achtung, IFSG beachten!)
- Erkältung
- Bronchitis

Gegenanzeigen:

- Abneigung gegen Thymianduft
- Patienten, die homöopathisch behandelt werden
- bekannte Allergie

MERKE:

Im Zweifelsfall wird die Verträglichkeit getestet: Es wird ein Tropfen des ätherischen Öls (maximal doppelte Konzentration, wie später verwendet, mit fettem Träger-Öl vermischt) auf die Armbeuge gegeben. Zeigt sich innerhalb von 30 Minuten eine Rötung, Quaddel oder tritt Juckreiz an der getesteten Stelle auf, ist auf keinen Fall das getestete Öl zu nehmen.
(Bei sensiblen Hauttypen oder Allergieanfälligen nach 24 Stunden erneut kontrollieren)

Auflagestelle:
Brust (Sternum Bereich)

WICHTIGE HINWEISE BEIM UMGANG MIT ÄTHERISCHEN ÖLEN IN DER PFLEGE GENERELL:

Grundsätzlich werden ätherische Öle nie pur verwendet, diese werden immer mit einem Basisöl/Trägeröl gemischt. Wir wenden überwiegend das Mandelöl süß als Trägeröl an. Außerdem kommen nur 100%-reine, natürliche ätherische Öle zur Anwendung.

Dosierung und Verdünnung:
Bei stabilen Erwachsenen, Kindern ab 12 Jahren, akuten Schmerzen und akuten Erkrankungen verwenden wir die 1%ige bis 2%ige Verdünnung.

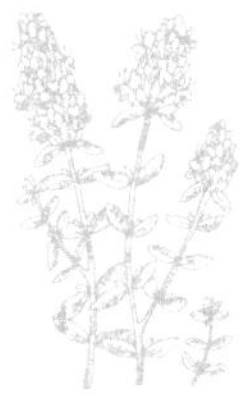

Unter 12 Jahren, bei verwirrten Menschen, in der Sterbebegleitung, bei chronischen Erkrankungen und zur Wohlfühlmassage verwenden wir ausschließlich die 0,5%ige Verdünnung.

DOSIERUNG	TRÄGERÖL (FETTES PFLANZENÖL)	ÄTHERISCHES ÖL
0,5-%ig	10 ml	1 Tropfen
1-%ig	10 ml	2 Tropfen
2-%ig	10 ml	4 Tropfen

Material:

- hergestellte 1%- oder 2%ige Thymianölmischung (Einmalmischung)
- Alufolie oder Butterbrotpapier
- zwei Gummiwärmflaschen
- unsterile Kompressen 10 x 10 cm
- ein Handtuch zum Warmhalten

Vor der Durchführung der Maßnahme sind das ärztliche Einverständnis sowie die Anordnung schriftlich einzuholen. Der Patient wird über den Sinn und Zweck sowie die Durchführung der bevorstehenden Maßnahme informiert und dessen Einverständnis ebenso eingeholt. Auch dies wird schriftlich im Pflegebericht dokumentiert.

Durchführung:

Die unsterile Kompresse, die wir vorher auf die Alufolie gelegt haben, wird nun mit 20 bis 30 Tropfen des Ölgemischs beträufelt. Anschließend wird diese Kompresse mit der Alufolie eingewickelt und zwischen zwei Wärmflaschen für eine kurze Zeit angewärmt.

Danach wird nur die öldurchtränkte Kompresse auf das Sternum gelegt. Jetzt wird das Handtuch zum Warmhalten auf die Ölkompresse gelegt. Auf Wunsch des Patienten kann zusätzlich eine Wärmflasche aufgelegt werden.

MERKE:

Hier ist es wichtig, dass der Patient warme Füße hat, ggf. eine Wärmflasche vorher an die Füße legen. Für die Dauer der Anwendung dafür sorgen, dass der Patient warm bleibt und ggf. mit einer zusätzlichen Decke eingehüllt wird.

Dauer und Häufigkeit:
Mindestens eine halbe Stunde, jedoch solange wie der Patient diese Maßnahme toleriert (wenn sie wohl tut, bis zu mehreren Stunden). Die Thymianölkompresse wird 1 Mal täglich überwiegend abends angelegt. Nach 5 Tagen sollte 2 Tage lang pausiert werden. Die Wirkung sowie Nebenwirkung dieser Maßnahme sind im Pflegebericht schriftlich zu dokumentieren und der Arzt ist zu informieren.

FALLBEISPIEL

Immer mal wieder kommt es im Nachtdienst vor, dass Patienten nach Mitternacht klingeln, weil sie über akute Atembeschwerden, verbunden mit Unruhe und Angst, klagen. Bevor ich hier schulmedizinische Medikamente als Bedarfsmedikament einsetze, biete ich immer eine Rückeneinreibung mit 2%-Lavendel-Öl-fein-Mischung an.

Natürlich gehe ich beruhigend auf den Patienten ein, öffne das Fenster, setzte den Patienten hin, sofern dies geht. Ich setzte mich neben den Patienten ans Bett und lege eine Hand auf das Brustbein und die andere Hand in Höhe des BWK-Bereiches. Danach lasse ich den Patienten am Lavendelöl riechen.

Die allermeisten Patienten wünschen diesen Duft.

Mit der 1-2% Lavendel-Öl fein-Mischung beginne ich dann mit der atemstimulierenden Einreibung, die ich mit der TUINA (dem Rückenspaziergang) kombiniere. Der Patient kommt dadurch relativ schnell in einen ruhigeren Atemmodus, meistens schon innerhalb von zehn Minuten.

Die Unruhe und das schnelle flache Atmen gehen in ein ruhigeres und tieferes Atmen über. Meistens erzählen mir die Patienten am Folgetag, was ich für ein Wunder vollbracht hätte. Die meisten Patienten konnten dann den Rest der Nacht ruhig weiterschlafen.

ATEMSTIMULIERENDE EINREIBUNG MIT LAVENDELÖL FEIN

Ziele:

- Atemtherapie
- Steigerung des Wohlbefindens
- Entspannung
- Schlafförderung

Anwendungsgebiete:

- verflachte, beschleunigte, unregelmäßige Atmung
- schmerzbedingte Atemstörungen
- ebenso bewährt bei: Unruhe, Angst, Schlafstörungen, Singultus, Übelkeit

Gegenanzeigen:

- Rippenserienfrakturen
- offene Wunden
- Bestrahlungsfelder im Einreibungsbereich

Material:
0,5%iges – 1%iges Lavendelöl fein als Einmalmischung

Durchführung:
siehe ASE (Atem stimulierende Einreibung)

Anwendungsdauer:
5 bis 8 Minuten

RÜCKENSPAZIERGANG (TUNIA)

Tuina – Meridianmassage

Tuina ist eine Therapieform aus der TCM (Traditionelle Chinesische Medizin) und die älteste Therapiemethode in der medizinischen Geschichte Chinas. Spezielle Handgriffe kommen zum Einsatz.

Der Begriff setzt sich aus „Tui" = Schieben und „Na" = Greifen zusammen.

Tuina ist eine Kombination manueller Techniken, wie z. B. Chirotherapie, klassische Massage, Physiotherapie und Reflexzonentherapie etc. Das Ziel ist die Regulierung der Körperenergie.

Die „Tuinaspaziergänge" (Meridianmassagen) sind eine Form der Leitbahnen-Massage, bei der nicht einzelne Punkte ausgewählt werden, sondern alle Leitbahnen und Punkte in den betroffenen Körperbereichen behandelt werden.

Der Begründer der Tuinaspaziergänge ist Dr. med. Minh Yen Tran.[12]

12 Meridianmassage / Tuina für Einsteiger; Minh Yen Tran; 1. Auflage 2006; Urban & Fischer Verlag; Imprint der Elsevier GmbH München

Indikationen (insbesondere):

- Palliativpatienten
- Schmerzpatienten
- Patienten mit innerer Unruhe

Der Schulter-Nacken-Rücken-Spaziergang

Bei dieser Meridianmassage wird das gesamte Energiesystem angeregt beziehungsweise in Gang gebracht.

Wirkungen:

- Lösung von Blockaden
- Regulierung und Aktivierung der Blut- und Qi-Zirkulation in den Leitbahnen und macht die Leitbahnen durchgängig.

Der Schulter-Nacken-Rücken-Spaziergang

Massagetechnik:

- Ich beginne mit nach hinten gerichteten kreisenden Bewegungen (Daumen, Zeige- und Mittelfinger) an der Schläfe.
- Ich ziehe mit diesen Bewegungen weiter oberhalb des Occiput zur Hinterhauptsmitte.
- Nun gehe ich weiter unterhalb des Occiput mit nach vorne gerichteten kreisenden Bewegungen in Richtung Ohr zum Mastoid.
- Am Ohr angelangt ziehe ich beidseits mit Zeige- und Mittelfinger zurück zur Wirbelsäule, fahre dann zur Schulterhöhe und ziehe drei Schleifen.
- Anschließend fahre ich jeweils mit den Zeigefingern entlang (seitlich) der Wirbelsäule nach oben bis zum Hinterhaupt.

- Jetzt fahre ich mit Zeige- und Mittelfinger zum Sternoclaidomastoideus (Mastoid-Nähe) und gehe dann trichterförmig in Höhe zur Brust.
- Jetzt gehe ich fächerförmig beidseits zurück zur äußeren Schulterhöhe und gehe unterhalb des Schlüsselbeins bis zu seinem Ende.
- Nun ziehe ich hoch über das Schlüsselbein in die Grube.
- Danach gehe ich vor dem Sternoclaidomastoideus nach oben zum Mastoid.
- Nun gehe ich hinter diesem Muskel wieder in die Schlüsselbeingrube.
- Dann ziehe ich von der Grube ausgehend nach hinten zur Wirbelsäule Höhe Prominenz (C7).

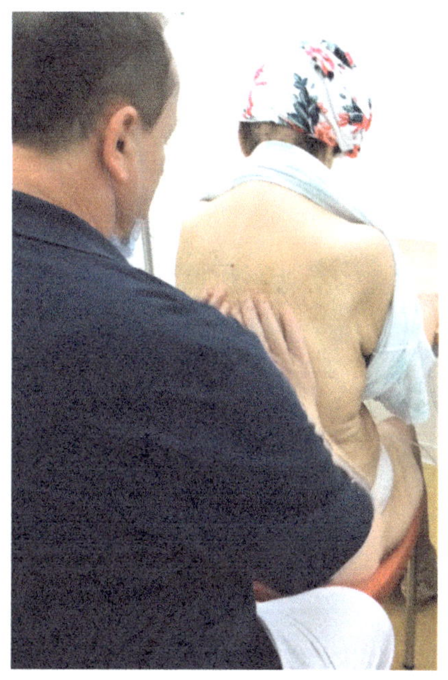

Diesen Spaziergang wiederhole ich ca. zwölfmal, bis ich zum Abschluss komme. Abschließend wandere ich entlang der Wirbelsäule hoch bis zum Occiput und dann bis zu den Ohren und beende den Vorgang.

Bei dieser Massagetechnik hat sich der Einsatz von 1%igem Lavendel-Öl-Gemisch bewährt.

Fatigue

FEUCHT-HEISSER LEBERWICKEL MIT SCHAFGARBENKRAUTTEE

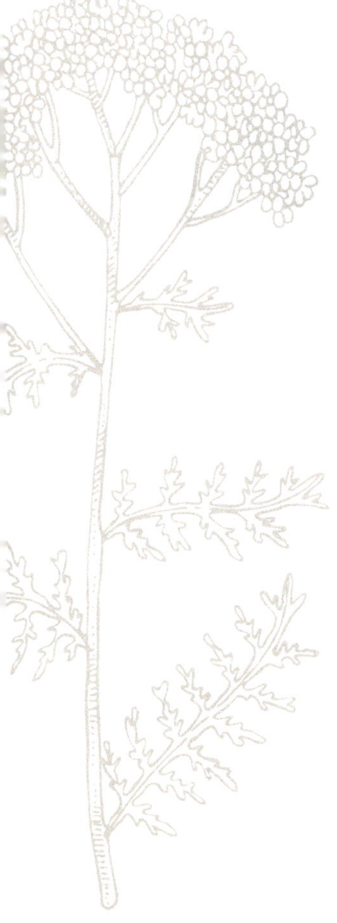

Viele Patienten, die zu uns auf die Station kommen, fühlen sich anfangs antriebsarm, kraftlos, wie ausgelaugt. Sie möchten nur ihre Ruhe haben und wollen schlafen.

Man muss bedenken, dass bevor die Patienten auf eine Palliativstation kommen, diese die ganze Breite an schulmedizinischer Diagnostik und Therapie durchgemacht haben.

Müdigkeit, Schlafstörungen, Verdauungsstörungen, Übelkeit, Blähungen, Völlegefühl, Inappetenz, Leberkapselschmerz, Energiemangel, Erschöpfung (Fatigue), Antriebslosigkeit, depressive Stimmung, Geschmacksverlust, Konzentrationsstörungen etc. sind die Symptome vom „Schmerz der Leber".

Diese Symptome treten bei übermäßiger Belastung der Leber auf, abhängig vom auslösenden Agens, wie zum Beispiel nach einer Chemotherapie oder anderen onkologischen Therapien.

Der temperierte Leberwickel soll hierbei die Leber in ihrer Arbeit als Entgiftungsorgan unterstützen.

Immer wieder kann man die rasch einsetzende Wirkung eines Leberwickels beobachten. Schon nach einer Woche Anwendung fühlen sich die meisten Patienten viel wacher, stabiler, vitaler vom Allgemeinzustand. Ängste und Unruhe sind bis auf ein niedrigeres Niveau gesunken.

Zusätzlich zum heißen Leberwickel wird zur Stärkung und Schutz der Leberfunktion ein gutes Mariendistel-Präparat empfohlen, dem ich wohlwollend zustimme. Hierfür wäre eine ärztliche Anordnung erforderlich.

Der feucht-heiße Leberwickel (Auflage) mit oder ohne Zusatz von Schafgarbenkraut

Eine Forschergruppe konnte die Effektivität eines Leberwickels bestätigen. Sie zeigte in einer Untersuchung, dass ein Leberwickel eine messbare Verbesserung der Organfunktion bewirkt.

Siehe: Carstens Stiftung, Komplementärmedizin: Forschen und Fördern, eine Doktorarbeit von Sven Weisser aus dem Jahre 2004, Effekte von Leberwickeln auf die exkretorische Leberfunktion.

Anwendungsgebiete:

- Druck im rechten Oberbauch
- Durch Chemotherapie assoziierte Nebenwirkungen wie: Übelkeit, Veränderung des Geschmacksinns und Appetitlosigkeit.
- Völlegefühl
- Blähungen
- Fettunverträglichkeiten
- Übelkeit
- Schlafstörungen (Patienten wachen nachts zwischen zwei und drei Uhr auf)
- Appetitlosigkeit
- Verdauungsschwäche
- Stress
- Erschöpfungszustände
- zur Unterstützung des Regenerationsprozesses der Leber bei Fettleber
- Unterstützend zur Entgiftung bei einer Fastenkur

Ständige latente Müdigkeit und/oder Energiemangel können ein Hinweis auf eine Leberschwäche sein (Müdigkeit ist der Schmerz der Leber).

Anwendungsgebiete speziell in der Palliativmedizin:

- Fatigue-Syndrom: Patienten, die sich ständig müde, schlapp und antriebslos fühlen
- Oberbauchbeschwerden (Spasmen, Blähungen, Übelkeit), unterstützend der Entgiftungsfunktion der Leber während/nach einer Chemotherapie
- Chemotherapie bedingte Inappetenz
- Leberzirrhose Nur nach strenger ärztlicher Indikation!

Wirkung:

- durchblutungsfördernd
- krampflösend
- entzündungshemmend
- galleflussfördernd
- entgiftend

Der Leberwickel bewirkt eine Zunahme der Durchblutung von Leber, der Gallengänge und der Gallenblase. Die Gefäße in Leber und Gallengängen weiten sich und somit wird der Abtransport von Giftstoffen etc. über die Gallenflüssigkeit erhöht.

Gegenanzeigen:

- Akut entzündliche Prozesse im Bauchbereich, z. B. akute Leber oder- akute Gallenblasenentzündung
- Leberkrebs/Lebermetastasen
- Gallenblasenkrebs
- Bauchspeicheldrüsenkrebs

Sollte hier dennoch nach gründlicher Abwägung eine Anwendung erfolgen, ist zwingend eine schriftliche Anordnung des behandelnden Arztes erforderlich!

- bei Gallenwegsobstruktionen
- akute Gallensteine
- bei Verdacht auf innere Blutungen
- Fieber unklarer Genese
- Hautveränderungen im Bereich der Auflagefläche wie entzündliche oder nässende Stellen
- Regelblutung kann zu stark angeregt werden
- bei Zusatz von Schafgarbenkraut: Korbblütler-Allergie beachten
- Ileus

Auflagefläche:
Unterhalb des rechten Rippenbogens (Regio hypochondriaca dextra)
Es ist darauf zu achten, dass zwischen dem Wickel und der Haut kein isolierender Luftpolster entsteht.

Material:

- 2 Gummiwärmflaschen
- ein Innentuch vier- bis sechslagig zusammengefaltet (Geschirrtuch)
- ein Auswringtuch (zweites Geschirrtuch)
- ein Zwischentuch (Handtuch), ca. doppelt so groß, wie die gewünschte Auflagefläche
- Badehandtuch (Außentuch)
- Haushaltshandschuhe
- Schüssel
- Wasserkocher
- ggfs. Schafgarbenkraut
- zwei Gefäße
- ein Teesieb

Durchführung:
Siehe Durchführung: heißer Bauchwickel. Das Zwischentuch wird hier jedoch vorher zwischen zwei Wärmflaschen angewärmt.

Anwendungsdauer:
ca. 30 Minuten

Anwendungshäufigkeit:

- Täglich ungefähr eine Stunde nach dem Mittagessen, am besten gegen 13:00 Uhr (Ruhephase der Leber)
- Die Minimalzeit der Leber liegt zwischen 13:00 Uhr und 15:00 Uhr
- kurmäßig ein bis drei Wochen, einmal täglich.
- An den Wochenenden wird eine Pause eingelegt.
- Bei Schlafstörungen empfiehlt sich der Leberwickel abends anzuwenden
- Im Wesentlichen kommt es bei der Häufigkeit auf das individuelle Wohlbefinden beziehungsweise das Feedback des Patienten an!

Nachruhe:
mindestens eine halbe Stunde

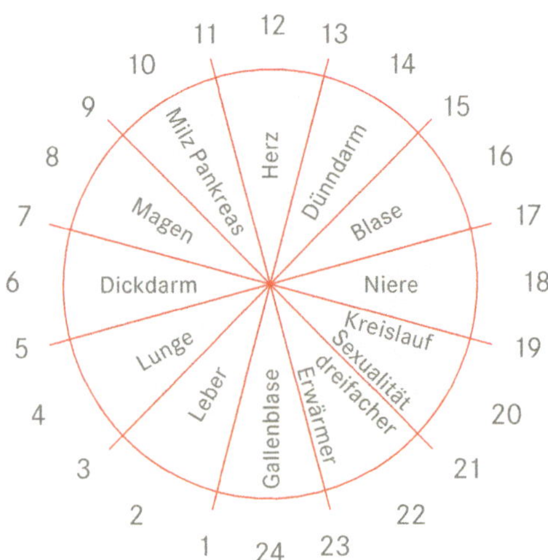

Das Konzept der Organuhr hat seinen Ursprung in der jahrtausendealten Traditionellen Chinesischen Medizin, die den Menschen ganzheitlich betrachtet

ACHTUNG:

Falls nach dem Nachruhen eine starke Müdigkeit und Schwere auftritt und dies wiederholt vorkommt, kann die Anwendungsdauer um die Hälfte reduziert werden und die Auflage weniger heiß temperiert angelegt und keine zusätzliche Wärmflasche aufgelegt werden (Reizüberflutung!).

In der Behandlungspflege darf ein Leberwickel nur nach ärztlicher Verordnung angelegt werden!

Schafgarbe – Achillea millefolium

Siehe auch Schafgarbe auf Seite 77

Inhaltsstoffe

- Ätherisches Öl (Chamazulen)
- Bitterstoffe
- Gerbstoffe
- Cumarine
- Flavonoide
- Salicylsäure

Wirkung

- entzündungshemmend
- karminativ
- spasmolytisch
- cholagog
- tonisierend

Anwendungsgebiete

- dyspeptische Beschwerden
- Appetitlosigkeit
- Magen-Darm-Krämpfe
- krampfartige Beschwerden im kleinen Becken

innerlich:

- als Tee bei Appetitlosigkeit
- krampfartige Beschwerden im Magen-Darm-Bereich
- krampfartige Beschwerden im kleinen Becken

äußerlich:

- Waschung
- Kompressen
- Auflagen
- Bäder zum Beispiel als Sitzbad bei krampfartigen, schmerzhaften Zuständen und Verspannungen im kleinen Becken der Frau (vorherigen Abklärung durch den Arzt)

Gegenanzeigen

- Allergie gegen Korbblütler
- Empfindliche Menschen reagieren gelegentlich mit Hautallergien (Wiesendermatitis)
- Da keine ausreichenden Untersuchungen in der Schwangerschaft und Stillzeit vorliegen, sollten diese Personen die Schafgarbe meiden

In der Praxis haben sich die feucht-warmen Leberwickel mit einem Schafgarbentee bewährt, bei denen wohl vor allem die mild spasmolytische Wirkung die unangenehmen Symptome des Völlegefühls bei chronischen Leberleiden lindern hilft.

Sie wirkt zirkulationsfördernd, erwärmend und krampflösend, weshalb man sie als Wickelzusatz in Bezug auf die Organe im Unterleib und die Lebertätigkeit gerne nutzt.

Die Schafgarbe hat außerdem blutstillende, entzündungs- und keimhemmende Eigenschaften und eignet sich deshalb auch als Alternative zu Spülungen und Bädern mit Kamillenblüten.

Anhang

BIOGRAFIE

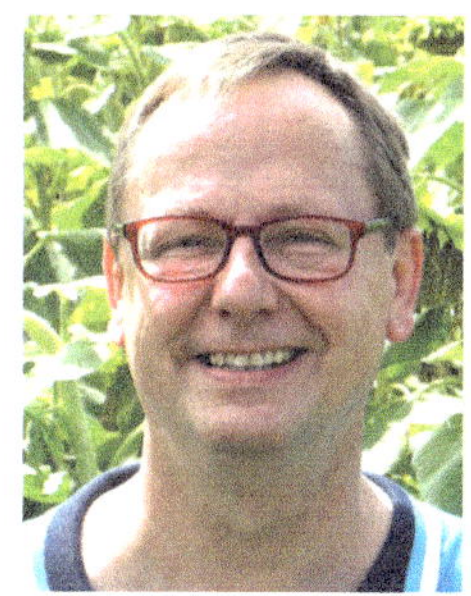

Sowohl mein schulisches als auch mein berufliches Leben sind bereits von frühester Zeit der Medizin und damit den Menschen gewidmet gewesen. Bereits das Berufsbildungszentrum in Luxemburg, welches ich besuchte, hatte eine medizinische Ausrichtung. Nach der Schule in Deutschland lernte ich zuerst Drogist und machte anschließend meine Ausbildung zum Krankenpfleger. Später folgte eine Ausbildung zum Heilpraktiker, die erfolgreich in Berlin mit der amtsärztlichen Überprüfung abschloss. Meine jetzige Ausrichtung auf Naturheilkunde ist somit ein logisches Resultat dieser beruflichen Dreier-Kombination.

Mehrere Jahre sammelte ich in unterschiedlichsten Einrichtungen der Medizin meine Erfahrungen, so zuerst im Deutschen Herzzentrum Berlin, bei Herz- und Lunge-transplantieren Menschen, dann in der Neurologie des Berliner Wenckebach-Krankenhauses oder später im Berliner Auguste-Viktoria-Krankenhaus in der Gastroenterologie als stellvertretende Stationsleitung. Auch im Rahmen der Arbeitnehmerüberlassung habe ich in vielen unterschiedlichsten medizinischen Einrichtungen mein Fachwissen erweitern dürfen.

Einige Jahre nach der Wende kam mit einem Umzug aufs platte Brandenburger Land auch die berufliche Neuorientierung: Im ehemaligen Luise-Henrietten-Stift in Kloster Lehnin, gut 30 km westlich der Berliner Stadtgrenze, habe ich dann als Stationsleitung erneut in der Gastroenterologie gearbeitet. Nach Umstrukturierungen im Haus bin ich dann auf die Palliativstation gewechselt. Neben Fortbildungen zur Stationsleitung folgten die „Pflegefachkraft für Naturheilkunde und Traditionelle Chinesische Medizin“, die „Algesiologische Fachassistenz (Pain-Nurse) mit Schwerpunkt Tumorschmerz/Palliative Care“ sowie „Palliative Care“ und später ein Fernstudium der „Homöopathie“.

Nun stehe ich also da, mit viel Wissen und Erfahrung über die Jahre angereichert, bereit es Ihnen weiter zu vermitteln, damit auch Sie es erfolgreich in der Praxis einsetzen und anwenden können.

DANKSAGUNG

Dass dieses Buch jetzt so vor mir und Ihnen liegt, daran habe ich tatsächlich nicht mehr geglaubt.

Ursprünglich hatte ich mich bereits im Jahr 2017 entschieden, dieses Buch zu schreiben. Eine schwere Erkrankung hatte mich für gut zwei Jahre außer Gefecht gesetzt und alle bestehenden Planungen über den Haufen geworfen. Inzwischen habe ich alles weitestgehend gut überstanden und nun liegt das Buch vor uns und ist fertig.

Dass dies möglich wurde, verdanke ich unter anderem der Unterstützung, der Geduld und dem Feedback des Teams der Palliativstation, auf der ich arbeite.

Nicht zuletzt habe ich aber meinem langjährigen Partner und Ehemann – Andreas Thomas Klauner – zu danken, der mir stets mit Rat und Tat, als Fotograf und Lektor, als Mahner und Ratgeber, als Mutmacher und Hinterfrager und in vielfältigen anderen Funktionen stets zur Seite stand. Ohne ihn wäre dieses Buch nie entstanden.

Danke dafür.

LITERATURVERZEICHNIS

Wickel und Auflagen; Baumgärtner, Ute, Merk und Brigitte; 4. Auflage, 2014; Georg Thieme Verlag KG

Borreliose natürlich heilen; Storl, Wolf-Dieter; 7 Auflage, 2010; AT Verlag; Seite 161

Wohltuende Wickel; Thüler, Maya; 7. Auflage, 1995; Worb, Thüler

Wickel, Auflagen und Kompressen; Kerckhoff, Annette und Schimpf, Dorothee; 1. Auflage, 2012; NATUR UND MEDIZIN KVC Verlag, Seite 13

Wickel und, Auflagen; Sonn, Annegret und andere; 4. Auflage, 2014; Georg Thieme Verlag

Wohltuende Wickel; Thüler, Maya; 7. Auflage, 1995; Worb, Thüler; Seite 13

Sebastian Kneipp, 1821-1897 Bildnis eines dienenden Lebens; Schomburg, Eberhard; 1963; Sanitas Verlag KG; Seite 29

Wala Pflege Kompendium; WALA Heilmittel; Oktober 2018; WALA Heilmittel, Seite 18

Pschyrembel Wörterbuch Naturheilkunde und Alternative Heilverfahren in der Medizin; Hildebrandt, Helmut; 1996; Walter de Gruyter

Arbeitsbuch Anatomie und Physiologie; Jecklin, Erica; 7. Auflage, 1992; Gustav Fischer Verlag

Wickel, Auflagen und Kompressen; Kerckhoff, Annette und Schimpf, Dorothee, 1. Auflage, 2012; NATUR UND MEDIZIN KVC Verlag

Wickel und Auflagen, Sonn, Annegret und andere; 4. Auflage, 2014; Georg Thieme Verlag

Hand-Fuß-Syndrom, https://de.wikipedia.org/wiki/Hand-Fuß-Syndrom, Abruf: 29.08.2021; Wikipedia

Natürlich gesund mit Heilpflanzen; Bruno Vonaburg; 2. Auflage 1989; AT Verlag Aarau Stuttgart

Medizin der Erde; Fischer-Rizzi, Susanne; Taschenbucherstausgabe 11.1999; Wilhelm Heyne Verlag München

Handbuch der Palliativpflege, Weissenberger-Leduc, Monique, 4., überarb. und erg. Aufl. 2008, Springer Wien

WALA Pflege Kompendium; Brückel, Ines und Deman-Metschies, Catha-rina; 4. überarbeitete Auflage, 09.2011; WALA Heilmittel GmbH; Seiten 134 ff

Palliativmedizin; https://www.anthromedics.org/PRA-0561-DE; Girke, Matthias; Letzte Aktualisierung: 21.03.2019; Anthromedics

Begleitung des sterbenden Patienten; https://www.anthromedics.org/PRA-0983-DE; Girke, Matthias und Heine, Rolf; Letzte Aktualisierung: 15.05.2021; Anthromedics

Meridianmassage/Tuina für Einsteiger; Minh Yen Tran; 1. Auflage 2006; Urban & Fischer Verlag; Imprint der Elsevier GmbH München

BILDNACHWEIS

Umschlag, hinten: © Andreas Thomas Klauner

Seite 7, 11, 15, 16, 17, 19, 21, 30, 34, 35, 39, 40, 41, 47, 48, 49, 52, 53, 58, 60, 70, 71, 72, 73, 74, 77, 92, 123: © Andreas Thomas Klauner

Seite 61: © W. Zuckschwerdt Verlag GmbH für Medizin und Naturwissenschaften

Seite 65, 80, 82: © shutterstock

Seite 75, 104: © Christiane Mewes

Seite 87: © Benutzer „gnangarra“ auf Wikipedia

Seite 33, 78, 88, 98: © Marco Klauner

Seite 115: © Angelika Bär

IMPRESSUM

Bibliografische Information der Deutschen Bibliothek
Die Deutsche Bibliothek verzeichnet diese Publikation in der Deutschen Nationalbibliografie; detaillierte bibliografische Daten sind im Internet über *http://dnb.ddb.de* abrufbar.

Bibliographic information published by the Deutsche Bibliothek
The Deutsche Bibliothek lists this publication in the Deutsche Nationalbibliografie; detailed bibliographic data is available in the internet at *http://dnb.ddb.de*

MARCO KLAUNER

Wickel und Auflagen

ISBN: 978-3-946527-48-0

Druck: MCP, Polen

Typografie und Gestaltung: der hospiz verlag, Esslingen
www.hospiz-verlag.de

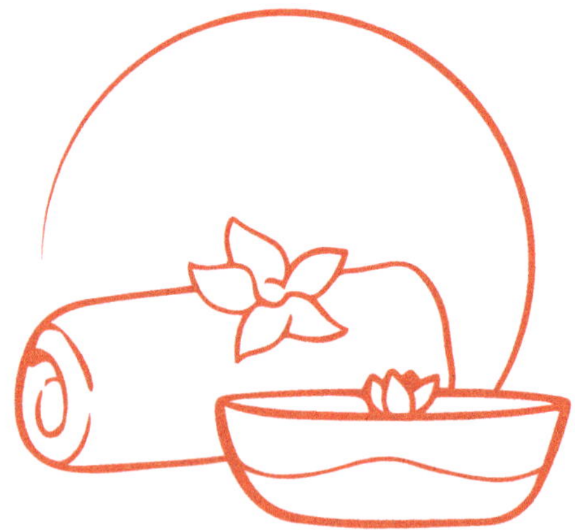